Alexandre Martins dos Santos

RESPONSABILIDADE
civil do médico

Rio de Janeiro - 2014

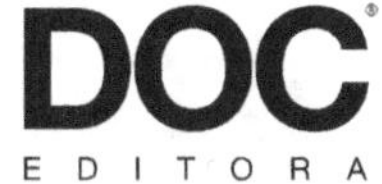

DOC® EDITORA

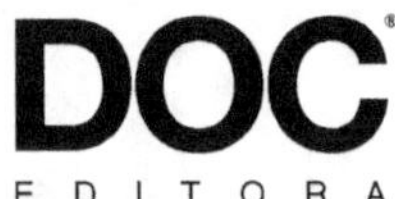

São Paulo
Av. Santa Catarina, 1.521 - Sala 308 - Vila Mascote - São Paulo - (11) 2539-8878
Rio de Janeiro
Estrada do Bananal, 56 - Jacarepaguá - Rio de Janeiro - RJ - (21) 2425 8878

www.universodoc.com.br
atendimento@doccontent.com.br

Coordenação editorial
Bruno Garcia

Revisão
Bárbara Cotta, Bruno Aires e Pablo Lima

Capa e diagramação
Danielle V. Cardoso

Santos, Alexandre Martins dos.

Responsabilidade civil do médico / Alexandre Martins dos Santos - Rio de Janeiro: Editora DOC, 2011. 1ª edição.

ISBN 978-85-62608-33-9

1. Responsabilidade civil do médico. I. Santos, Alexandre Martins dos.

CDD-341.46

SUMÁRIO

INTRODUÇÃO

Encontra-se em voga o banalmente chamado *erro médico*. Porém, infelizmente, temos vislumbrado que esse *boom* oportunista – um modismo latino de anglicizar – vem desamparado de um embasamento técnico, seja do prisma legal ou da bioética. Isso causa sérias distorções e traumas ao segmento da Saúde, prejudicando, em último plano, o paciente, que somos todos nós, seres humanos, sujeitos às vicissitudes que conscientemente ou não causamos ao nosso organismo, em detrimento de nossa saúde. Essa atecnia é facilmente explicada, afinal, encontramos poucas literaturas jurídicas que tratam de temas como a teoria da eleição procedimental, a iatrogenia, a simetria humana, a bioética, o biodireito e tantas outras rubricas atinentes ao assunto e que nos têm sido apresentadas nesse iniciar de novo milénio.

Ao realizar esta obra, tive como foco a instrução dos atores desse importante setor sobre temas que envolvem seu cotidiano, criando, assim, uma ferramenta para auxiliar nesta nova realidade onde os profissionais da Saúde estão sendo inseridos.

Acredito que é possível trazer a lume pontos de suma importância que vinham sendo ignorados pelos operadores do Direito. Por falta de conhecimento específico e novo, eles abriam mão, nos julgados, de fomentar as decisões de forma mais proveitosa, na tentativa de trazer o direito junto à maior proximidade da justiça. Por vezes, os operadores do Direito chegavam a afastar excelentes profissionais do seu exercício sacerdotal da Medicina, por ficarem temerosos com processos milionários onde o paciente alega simplesmente que não ficou satisfeito com o resultado obtido na intervenção cirúrgica. Tudo isso em nome de posições doutrinárias de outros continentes e de outras épocas, como é o caso da velha discussão de obrigação de meio e de resultado, fomentada na França de 1935, por René Demogue, e, hoje, já repensada por lá, enquanto ainda é utilizada por aqui.

Convidamos, portanto, os senhores leitores, da área médica ou jurídica, a repensarem o que vem sendo praticado em nossos tribunais.

CAPÍTULO 2

RESPONSABILIDADE CIVIL

1. CONCEITO

"Toda manifestação da atividade humana traz em si o problema da responsabilidade". Com esta frase, José de Aguiar Dias[1] nos dá a perfeita dimensão do que seja a responsabilidade civil. Realmente, toda conduta humana, seja uma ação ou uma omissão, gera para seu agente uma responsabilidade pelo ato praticado.

Assim, quando tal ato gera um dano para alguém, caracterizado por um prejuízo material, ou seja, economicamente apreciado, ou mesmo um dano no campo subjetivo da moral, como, por exemplo, da honra, o autor da conduta omissiva ou comissiva terá responsabilidade de ordem civil sobre tal fato.

A responsabilidade civil obriga aquele que pratica um ato ilícito a reparar o dano causado. Logo, o ato ilícito, juntamente com a lei, com o contrato e com a declaração unilateral de vontade, é uma fonte de obrigação.

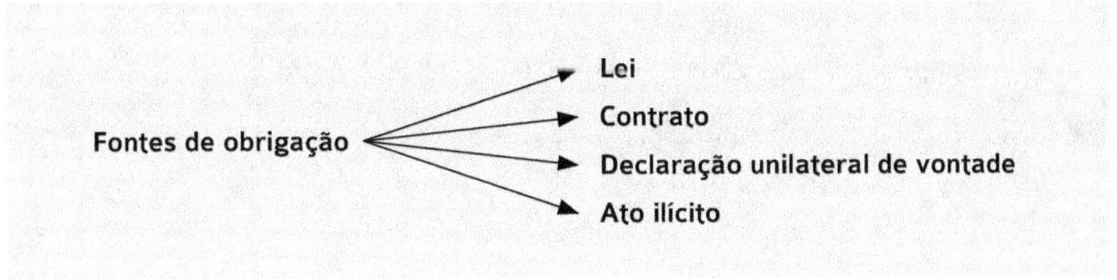

---

[1] DIAS, José de Aguiar. Da responsabilidade civil. 9ª edição. Rio de Janeiro: Forense, 1994.

Tanto é assim que o Dicionário Jurídico[2] define como responsabilidade civil a obrigação imposta a uma pessoa de ressarcir os danos sofridos por alguém. Pode ser contratual ou extracontratual, pode ser derivada de culpa ou objetiva.

O saudoso Caio Mário[3] afirma que o causador da ofensa ou violação do direito alheio responde com seus bens pela reparação do dano, na forma da lei. Desta narrativa, conclui-se que a responsabilidade civil é a obrigação que surge em desfavor do agente, que praticou um ato do qual teve como consequência um prejuízo a um terceiro.

Será através da responsabilidade civil que este terceiro (ou seja, a vítima) poderá exigir do agente causador do dano uma reparação ao prejuízo sofrido.

2. ORIGEM HISTÓRICA

A importância do estudo da origem da responsabilidade civil é condição indispensável para que possamos compreender a relevância dada pela sociedade a esse instituto jurídico, cada vez mais usado. Assim, será possível detectar o motivo pelo qual a responsabilidade civil, que remonta a um período antes da era cristã, ainda hoje, é um tema atual.

Nossa viagem no tempo nos levará à primeira legislação escrita que a História conta, o chamado Código de Hamurabi[4], que possuía em seu corpo a Lei de Talião. Esse código inspirou Moisés, autor dos cinco primeiros livros da Bíblia, tanto que até hoje associamos a Lei de Talião ao "olho por olho, dente por dente", narrada por Moisés no Livro de Levítico (24:20), como segue:

"Quebradura por quebradura, olho por olho, dente por dente: como ele tiver desfigurado a algum homem, assim fazer-se-lhe-á".

A Lei de Talião era o princípio da vingança e da proporcionalidade entre a ofensa praticada e a pena a ser sofrida por quem a praticara. Eis alguns de seus artigos:

LEI DE TALIÃO

Artigo 8º - Se alguém rouba um boi, uma ovelha, um asno, um porco ou um barco, se a coisa pertence a Deus ou à Corte, ele deverá dar 30 vezes tanto; se pertence a um liberto, deverá dar dez vezes tanto; se o ladrão não tem nada para dar, deverá ser morto.

Artigo 117 – Se alguém tem um débito vencido e vende por dinheiro a mulher, o filho e a filha, ou lhe concedem descontar com trabalho o débito, aqueles deverão trabalhar três anos na casa do comprador ou do senhor. No quarto ano, este deverá libertá-los.

---

[2]FÜHRER, Maximilianus Cláudio Américo & FÜHRER, Maximiliano Roberto Ernesto. Dicionário Jurídico. São Paulo: Malheiros, 2008.
[3]PEREIRA, Caio Mario da Silva. Instituições de Direito Civil. 11ª edição, volume III. Rio de Janeiro: Forense, 2004.
[4]Hamurabi foi rei da Babilônia, contemporâneo a Abraão. Reinou de 1792 a 1750 a.C.

Artigo 195 – Se um filho espanca seu pai, dever-se-lhe-ão decepar as mãos.

Artigo 196 – Se alguém arranca o olho a um outro, dever-se-lhe-á arrancar o olho.

Artigo 200 – Se alguém parte os dentes de um outro, de igual condição, deverá ter partidos seus dentes.

Artigo 209 – Se alguém bate em uma mulher livre e a faz abortar, deverá pagar dez siclos pelo feto.

Artigo 210 – Se essa mulher morre, dever-se-á matar o filho dele.

Artigo 250 – Se um boi, indo pela estrada, investe contra alguém e o mata, não há motivo para indenização.

Artigo 251 – Se o boi de alguém dá chifradas e se tem denunciado seu vício de dar chifradas e, não obstante, não cortaram os chifres e prenderam o boi, e o animal investe contra um homem e o mata, seu dono deverá pagar uma meia mina.

Artigo 252 – Se ele mata um escravo de alguém, dever-se-á pagar um terço de mina.

Ocorre que no final do século III a.C., através da Lex Aquilia, o povo, mediante plebiscito, aprova uma modificação no princípio da Lei de Talião, onde a vítima ou seu familiar poderia optar entre causar ao agressor o mesmo mal que ele havia causado ou exigir uma indenização pecuniária. Dessa forma, surgia na história da humanidade a responsabilidade civil, onde não seria mais o corpo físico do agente que pagaria a indenização, mas sim seu patrimônio.

Observamos, então, que as indenizações possuem um duplo caráter. O primeiro é chamado de punitivo, que tem como escopo punir o autor do dano para que ele venha a sofrer, agora financeiramente, um dano proporcionalmente igual ao que acarretou. O outro caráter é o pedagógico, que visa a inibir que outros repitam a mesma conduta do agente ao observarem a severa punição a que o mesmo foi submetido.

A pena por responsabilidade na esfera civil, hoje, vem na forma de perda patrimonial para o agente em favor da vítima ou, no caso de morte da vítima, de seus familiares.

3. A RESPONSABILIDADE CIVIL

A responsabilidade civil foi incorporada em nosso meio pelo artigo 159, do Código Civil de 1916, onde se previa a indenização pelo dano que o agente causasse a terceiros. A Constituição Federal de 1988, promulgada após um longo período de escassos direitos civis, resgatou e ampliou muitos direitos em favor do cidadão, sendo, por tal motivo, rotulada como Constituição Cidadã.

Ao lado de tantas inovações, houve espaço para a responsabilidade civil também ser beneficiada com a nova carta constitucional. Assim, os incisos V e X, do artigo 5º, passaram a prever a possibilidade de indenização por dano moral nas ações de responsabilidade civil. Dessa forma, não apenas o prejuízo material seria ressarcido com a responsabilidade civil, mas também todo constrangimento ou abalo provocado no âmbito moral é capaz de gerar uma indenização.

Em 2002, foi aprovada a lei 10.406, que veio a substituir o então Código Civil de 1916. O novo código deixou claro, em seu artigo 186, que o ato ilícito seria não só o abalo econômico, mas, ainda, o abalo emocional, mesmo que independente um do outro.

O dano moral ainda está longe de ser o centro de grandes embates jurídicos, apesar de já admitido seu cabimento, inclusive para pessoa jurídica. A atual celeuma se prende na difícil missão de sua fixação e, vale dizer, não é tarefa fácil quantificar uma indenização por dano moral. Alguns critérios são tomados como base, como a necessidade do ofendido, a capacidade do ofensor, a gravidade do dano moral, a dificuldade de sua reversão, a amplitude e a temporalidade da repercussão do dano, a culpa do agente, bem como a necessidade histórica e natural da humanidade de vingar o injusto sofrido.

Negar o caráter vingativo do dano moral é negar os últimos 4 mil anos de história da humanidade, uma vez que a punição deixou de ser corpórea e passou a ser pecuniária. Apenas o local onde o homem sente a dor do castigo é que mudou: deixou de ser em seu "lombo" e passou a ser em seu bolso.

3.1 – A responsabilidade civil como fonte de obrigação

Em um primeiro momento, é preciso trazer a lume a justificativa lógico-jurídica para que da responsabilidade civil nasça o dever de indenizar. A lei máxima do nosso país, a Constituição Federal, em seu artigo 5º, inciso II, traz a determinação legal de que a pessoa somente será obrigada a fazer ou se abster de fazer algo quando houver uma determinação legal para que se faça ou para que abstenha de fazer determinada conduta.

> *Constituição Federal*
> **Artigo 5º:**
> II – Ninguém será obrigado a fazer ou deixar de fazer alguma coisa senão em virtude de lei.

Entendo ser didática a apresentação de um singelo, porém, clássico exemplo para melhor fixar a norma constitucional acima transcrita. Vamos à seguinte interrogativa: um cidadão maior de idade, em pleno gozo de seus direito civis, é obrigado a votar? Para saber se existe tal obrigação, deve-se pedir auxílio à legislação apropriada, que é a lei 4.737/65, promulgada pelo então presidente do Brasil, Humberto Castelo Branco, que assim determina em seu artigo 6º:

> *Lei 4.737/65*
> **Artigo 6º** – O alistamento e o voto são obrigatórios para os brasileiros de um e outro sexo.

Podemos concluir, assim, que o alistamento eleitoral é obrigatório, bem como o voto. Logo, todos são obrigados a votar, uma vez que existe uma lei que assim obriga. Da mesma forma, para que haja um dever de indenizar, baseado na responsabilidade civil, é necessário que haja uma lei neste sentido. Em verdade, a obrigação possui doutrinariamente quatro fontes, que são a lei, a Declaração Unilateral de Vontade (DUV), o contrato e o ato ilícito.

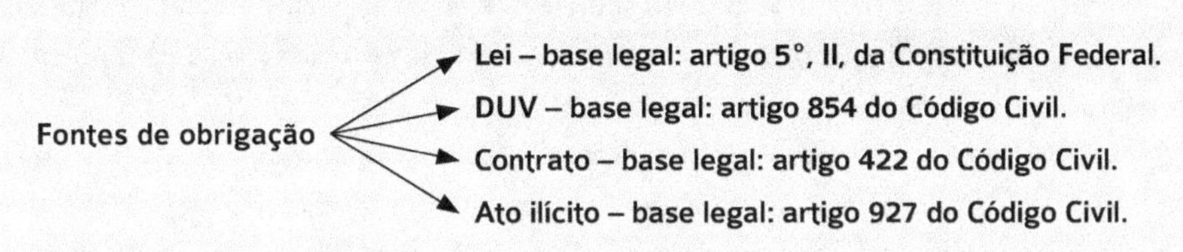

Podemos ver que, por imposição de algum dos quatro itens acima, surge uma obrigação a ser cumprida por alguém. No caso deste estudo, a responsabilidade civil, ou seja, a responsabilização de alguém na esfera civil, ocorrerá toda vez que um ato ilícito for praticado, cuja definição veremos mais adiante.

É oportuno apresentar um julgado de março de 2010, ocorrido na 1ª Câmara Cível do Tribunal de Justiça do Rio de Janeiro, onde o desembargador Maldonado de Carvalho apresentou o voto que foi acolhido por unanimidade nos autos de apelação, 0315485-81.2008.8.19.001, conforme transcrito *in verbis*:

APELAÇÃO – PRIMEIRA EMENTA

Desembargador Maldonado de Carvalho
Julgamento: 16 de março de 2010 – 1ª Câmara Cível

Direito civil. Cobrança. Acordo verbal entre advogados. Percentual ajustado em razão de indicação, pelo autor, dos serviços profissionais prestados a diversos clientes do réu. Dano moral e assédio moral. Prova testemunhal e documental. Inexistência de relação jurídica entre as partes. Ausência de prova quanto ao exercício de atividade jurídica por parte do autor, que realizava, apenas, acompanhamento de processos, através da retirada de boletos. Pedido contraposto. Indenização por danos morais. Ingratidão do autor para com o réu que o sustentou juntamente com colegas após período de permanência em hospital. Inexistência de dever de indenizar.

O réu por pura liberalidade e, até mesmo, por mera caridade, aquiesceu com a presença do autor em seu escritório. Se o autor indicava clientes ao réu desinteressadamente, tal conduta não poderia ser caracterizada como fonte de obrigação. Se o fazia mediante comissão, pois é esta a natureza do valor supostamente ajustado entre as partes, incorria em infração disciplinar prevista no inciso IV da lei 8.906/94, pois ostentava a condição de advogado, não podendo angariar ou captar causas. O fato de uma determinada pessoa outorgar procuração judicial a outrem não significa, necessariamente, que o contrato foi realizado com esse outro profissional, isso porque são distintos o ato de contratação do profissional liberal e a outorga de procuração *ad judicia*. **É o contrato que consubstancia a relação jurídica de direito material estabelecida entre as partes. É pelo contrato que os pactuantes adquirem direitos e contraem deveres**[5]. A procuração constitui mero ato processual. O rompimento de uma amizade, assim como de uma relação amorosa, por incompatibilidade ou por pequenas diferenças, não dá ensejo ao pagamento de indenização por danos morais, uma vez que constitui fato corriqueiro da vida, e, desacompanhado de circunstâncias especiais, não acarreta dano moral indenizável. Provimento do primeiro recurso. Improvimento do segundo.

Dentre as fontes apresentadas acima, o presente estudo tem interesse no ato ilícito, que é o fato gerador do dever de indenizar. O ato ilícito praticado poderá acarretar obrigações das mais diferentes ordens. Imagine que um policial, em serviço, por total descuido com seu equipamento de trabalho, alveje uma pessoa com o disparo de sua arma de fogo, provocando a morte do indivíduo. O policial cometeu um ato ilícito, o qual lhe trará consequências (leia-se obrigações) em diversas áreas: no campo administrativo (responsabilidade administrativa), que poderá acarretar seu desligamento do serviço público; no campo penal (responsabilidade penal), que poderá ter como resultante a pena privativa de liberdade; e, finalmente, teremos no campo civil (responsabilidade civil), em decorrência de sua conduta, a obrigação de indenizar os dependentes da vítima.

Assim, o ato ilícito, como fonte de obrigação, gera para o seu agente causador o dever de reparar civilmente o dano causado, independente da responsabilidade em outras áreas (penal, administrativa, fiscal, política etc.). O ato ilícito é definido pelo artigo 186, do Código Civil, como aquela ação ou omissão que o agente pratica por um ato volitivo seu, violando um direito alheio e causando dano de ordem material ou moral, conforme transcrito abaixo:

Código Civil
Artigo 186 – Aquele que, por ação ou omissão voluntária, negligência ou imprudência, violar direito e causar dano a outrem, ainda que exclusivamente moral, comete ato ilícito.

---

[5] Todos os grifos em artigos e transcrições de casos nessa obra são do autor.

Assim, uma vez identificada a prática de um ato ilícito, que é fonte de obrigação, surgirá para o autor do fato uma obrigação, que vem narrada no artigo 927 do Código Civil, a de reparar o dano, o que será estudado com maior vagar nos capítulos seguintes.

> *Código Civil*
> **Artigo 927** – Aquele que por ato ilícito (artigos 186 e 187) causar dano a outrem fica obrigado a repará-lo.

3.2 – Indenizações

O Código Civil de 2002 tratou de destinar um capítulo exclusivamente para tratar das indenizações, demonstrando assim o relevo que o tema passa a apresentar para a nossa sociedade contemporânea. Portanto, o capítulo II do título IX, nos artigos 944 a 954 do Código Civil, preceitua e regulamenta a indenização por responsabilidade civil em nosso ordenamento jurídico. Este capítulo se prenderá aos artigos 944 ao 951, que se referem ao objeto desse estudo, conforme transcrito abaixo:

> *Código Civil*
> **Artigo 944** – A indenização mede-se pela extensão do dano.
> Parágrafo único. Se houver excessiva desproporção entre a gravidade da culpa e o dano, poderá o juiz reduzir, equitativamente, a indenização.

O legislador deixou claro que a indenização deve ser proporcional ao tamanho do dano, assim, a indenização deverá guardar como paradigma o dano sofrido. A vítima deverá demonstrar claramente nos autos todo o dano material sofrido, sob pena de não receber aquilo que efetivamente não prova ter sofrido, necessitando assim juntar todos os recibos ou os orçamentos realizados por conta do dano que se busca indenização. É oportuno destacar que mais adiante serão apresentadas exceções a esta regra, previstas nos artigos 953 e 954 do Código Civil.

Com efeito, a indenização do dano moral esbarra aqui em um grande obstáculo para que a vítima possa receber uma justa indenização, uma vez que seu valor não será aquilatado tendo como base um documento fiscal, um recibo ou um orçamento, mas, sim, apenas o sentimento do julgador. Buscando o bom senso, o julgador acaba, na extrema maioria das vezes, por fixar um valor ínfimo de indenização por dano moral, sob o rótulo de se evitar o enriquecimento sem causa. Não posso aqui deixar de criticar severamente tal posição, já que, se não existisse causa, deveria a ação ser julgada improcedente. Porém, uma vez que o autor da ação de indenização tem sua pretensão reconhecida pelo Estado-Juiz, não há que se falar em falta de causa para enriquecimento. Se as ações de indenização por dano moral fossem abrilhantadas com condenações razoáveis, com certeza teríamos um melhor serviço prestado, como, por exemplo, pelas operadoras de telefonia móvel, que tanto maltratam os consumidores. Nos poucos casos em que essas empresas são levadas às barras dos tribunais, ainda recebem levíssimas condenações, diante de uma projeção matemática, onde são estudadas as probabilidades de uma demanda pelo consumidor e o custo de prestar um bom serviço. Assim, muitas empresas podem se sentir atraídas a simplesmente pagar pequenas quantias em raras ações de indenização que se arrastam por anos, mesmo em sede de juizados especiais.

Também merece destaque o parágrafo único do artigo 944 do Código Civil, que permite ao julgador reduzir o *quantum* indenizatório, caso verifique que a culpa do agente foi mínima e, por outro lado, o dano gerado, grande. Não podemos, no entanto, confundir com a culpa da vítima, que também é causa de redução ou exclusão do dever de indenizar, e vem determinada no artigo 945, exposto a seguir.

Código Civil
Artigo 945 – Se a vítima tiver concorrido culposamente para o evento danoso, a sua indenização será fixada tendo-se em conta a gravidade de sua culpa em confronto com a do autor do dano.

Toda vez que a vítima concorrer com o dano, ou seja, se a vítima praticou uma conduta antecedente, omissiva ou comissiva, adequada por gerar o resultado danoso no todo ou em parte, tal conduta deverá ser considerada quando a indenização for fixada. Na hipótese de a conduta da vítima ter sido a única a causar o dano, estaremos então diante de uma excludente de responsabilidade civil, qual seja, a culpa exclusiva da vítima.

Código Civil
Artigo 948 – No caso de homicídio, a indenização consiste, sem excluir outras reparações:
I – No pagamento das despesas com o tratamento da vítima, seu funeral e o luto da família;
II – Na prestação de alimentos às pessoas a quem o morto os devia, levando-se em conta a duração provável da vida da vítima.

O artigo acima nos remete ao chamado **dano reflexo** ou **dano ricochete**, que é aquele onde a conduta (ação ou omissão) é dirigida a uma pessoa (vítima direta), porém tal conduta gerará um dano também a outra pessoa (vítima indireta). Temos como clássico exemplo o do pai de família que sai para trabalhar, sofre um atropelamento e morre. A vítima do caso é sem dúvida o pai de família que faleceu, contudo, os seus dependentes econômicos (filhos e esposa) também sofreram um dano, seja de ordem material, posto que perderam o seu provedor, seja de ordem moral, posto que prematuramente perderam um ente querido. Neste exemplo, os filhos e a viúva são vítimas por reflexo ao dano sofrido ao pai de família, e terão direito a todas as indenizações elencadas no artigo 948, além de outras, como dano moral, por exemplo.

Para que haja deferimento da indenização por dano reflexo, se faz necessário que dois pressupostos sejam presentes no caso. O primeiro é que tenha ocorrido a morte, uma vez que o artigo fala em homicídio. Se a vítima direta não tiver morrido, não se pode falar em dano reflexo, já que deverá a própria vítima pleitear sua indenização junto ao Poder Judiciário, mesmo que ela esteja em coma. Nesse caso, tal ação poderá ser proposta por um procurador. Porém, o titular do direito, ou seja, o autor da demanda será a vítima direta. O segundo pressuposto é que haja dependência econômica entre a vítima direta e a reflexa. Em alguns casos, o judiciário já se posicionou permitindo indenização diante de uma dependência econômica futura e incerta, como é o caso de lucro cessante pela morte de filho menor, que eventualmente viria a trabalhar quando alcançasse a maior idade e ajudasse na renda familiar.

> *Código Civil*
> **Artigo 949** – No caso de lesão ou outra ofensa à saúde, o ofensor indenizará o ofendido das despesas do tratamento e dos lucros cessantes até o fim da convalescença, além de algum outro prejuízo que o ofendido prove haver sofrido.

Na hipótese do artigo acima, não podemos falar em dano reflexo, pois não ocorreu a morte. A vítima tem o direito de ser indenizada em todas as despesas do tratamento. Isso inclui o custo de cirurgias, próteses, medicamentos e terapias, eventuais viagens e hospedagens, para ela e um acompanhante, se for o caso. Deverá a vítima ser indenizada também pelo lucro cessante, ou seja, aquilo que deixou de ganhar devido à lesão sofrida, que lhe afastou de sua atividade econômica. Como o lucro cessante é um dos componentes do dano material, a indenização fica atrelada à efetiva comprovação de sua ocorrência nos autos, e somente se confirmará na devida proporção.

> *Código Civil*
> **Artigo 950** – Se da ofensa resultar defeito pelo qual o ofendido não possa exercer o seu ofício ou profissão ou se lhe diminua a capacidade de trabalho, a indenização, além das despesas do tratamento e lucros cessantes até o fim da convalescença, incluirá pensão correspondente à importância do trabalho para que se inabilitou ou da depreciação que ele sofreu.
> Parágrafo único. O prejudicado, se preferir, poderá exigir que a indenização seja arbitrada e paga de uma só vez.

O artigo 949 trata do lucro cessante causado por um afastamento temporário da vítima, de suas atividades laborais. Já aqui, no artigo 950, o que se tem é o lucro cessante decorrente de um afastamento permanente ou de uma redução, também permanente, de seu poder laboral. Com a redução do poder de trabalho, ou com o afastamento do mesmo, surge para a vítima o direito de ser indenizada pelo autor da lesão por aquilo que efetivamente deixará de receber.

A indenização de que trata o artigo 950 poderá ser exigida de uma única vez. Ou seja: digamos que a vítima deixou de ganhar um salário mínimo por mês, devido à ofensa que sofrera. O ofendido poderá exigir que a indenização seja arbitrada pelo juiz, que levará em conta a sobrevida provável do ofendido, e o ofensor deverá pagar de uma única vez tal indenização.

Código Civil
Artigo 951 – O disposto nos artigos 948, 949 e 950 aplica-se ainda no caso de indenização devida por aquele que, no exercício de atividade profissional, por negligência, imprudência ou imperícia, causar a morte do paciente, agravar-lhe o mal, causar-lhe lesão ou inabilitá-lo para o trabalho.

O artigo 951 fala diretamente aos profissionais da Saúde, uma vez que descreve a figura de "paciente" para a vítima do evento. Tal artigo se mostra redundante, pois os demais artigos citados no próprio 951 em momento algum deixam dúvidas quanto à aplicação dos mesmos aos profissionais da Saúde. Este artigo, ao constar de uma lei nova, promulgada em 2002, deixou de acompanhar a moderna tendência de se dar uma tolerância maior ao profissional da Saúde, no que tange ao resultado de seus atos, como ocorre, por exemplo, no Código Penal Português, que permite isentar de pena o médico que cause afastamento do trabalho até oito dias, conforme transcrito abaixo:

Código Penal Português
Artigo 148 – Ofensa à integridade física por negligência:
I – Quem, por negligência, ofender o corpo ou a saúde de outra pessoa é punido com pena de prisão até um ano ou com pena de multa de até 120 dias;
II – No caso previsto no número anterior, o tribunal pode dispensar de pena quando o agente for médico no exercício da sua profissão e do ato médico não resultar doença ou incapacidade para o trabalho por mais de oito dias.

O legislador português entendeu que a Medicina não é uma ciência exata, dando assim uma margem de até oito dias para que o paciente possa se recuperar de uma eventual lesão, sem que tal fato gere uma punição ao médico.

4. RESPONSABILIDADE CIVIL SUBJETIVA E OBJETIVA

A responsabilidade civil se divide em duas modalidades distintas, sendo uma denominada **subjetiva** e outra **objetiva**. Tal divisão acarreta significante diferença no curso do processo judicial e, como consequência, na condenação, ou não, no dever de indenizar. Começaremos nossos estudos pela chamada responsabilidade subjetiva. A regra da responsabilidade civil repousa no artigo 186 do Código Civil, que descreve o seguinte:

Código Civil
Artigo 186 – Aquele que por ação ou omissão voluntária, **negligência** ou **imprudência** violar direito e causar dano a outrem, ainda que exclusivamente moral, comete ato ilícito.

Destaco acima as expressões *negligência* e *imprudência* para demonstrar que a regra em nosso ordenamento jurídico é a responsabilidade civil subjetiva, ou seja, requer a existência da culpa para que haja o dever de indenizar. Por culpa entendemos que é negligência, imprudência ou imperícia. Ao incluir a negligência e a imprudência no artigo 186, o legislador sinalizou para a regra da responsabilidade civil, que se verifica mediante a existência da culpa, em qualquer de suas modalidades.

A responsabilidade civil do médico, enquanto pessoa física, será subjetiva, posto que, além de não existir lei que diga ser ela objetiva, o próprio Código Civil, em seu artigo 951, fala no dano causado ao paciente, por negligência, imprudência ou imperícia, que são subgêneros do gênero "culpa". Ao usar a expressão "paciente", o legislador deixou claro que tal artigo é dirigido aos profissionais da Saúde, entre eles o médico, que por excelência é quem primeiro se pensa ao se falar em paciente. Tal preceito é verificado na seguinte fórmula:

$$\text{Responsabilidade civil subjetiva} = \text{dano} + \text{nexo causal} + \text{culpa}$$

Ocorre que, como falado anteriormente, tal apresentação somente se dá na chamada responsabilidade subjetiva, posto que é nesta modalidade de responsabilidade que vislumbramos o elemento culpa. Tal disposição deve ser observada como a regra. Porém, ao seu lado, existe a responsabilidade objetiva, que é assim caracterizada:

$$\text{Responsabilidade civil objetiva} = \text{dano} + \text{nexo causal}$$

Podemos notar que aqui não se vislumbra a presença do elemento subjetivo da "culpa", sendo suficiente para impor a responsabilização do agente e, assim, o dever de indenizar, que sejam apresentados o dano e o nexo. Tal modalidade de responsabilidade somente é aplicada quando houver determinação legal, conforme descrito no parágrafo único do artigo 927 do Código Civil:

Pela simples leitura do texto legal, podemos concluir que existem casos em que o legislador determina o dever de indenizar, mesmo que o agente não tenha agido com culpa. Ou seja, o julgador poderá condenar o réu ao pagamento de uma indenização, mesmo que não tenha ocorrido de sua parte nenhuma conduta negligente, imprudente ou imperita.

Conforme havíamos falado, a responsabilidade civil objetiva somente ocorrerá nos casos especificados em lei, devendo haver uma previsão legal para que determinado agente responda sob a égide da responsabilidade civil objetiva. Em outras situações, a responsabilidade do agente será subjetiva. As hipóteses previstas de responsabilidade civil objetiva em nosso ordenamento jurídico são as seguintes:

1) No Código de Defesa do Consumidor, encontramos a responsabilidade civil objetiva do fornecedor do produto ou prestador de serviço, desde que este seja uma pessoa jurídica, posto que o prestador de serviços como pessoa física responderá de forma subjetiva, conforme transcrito nos artigos a seguir:

Já no parágrafo 4º desse mesmo artigo temos a exceção da exceção, ou seja, voltamos à regra da responsabilidade civil subjetiva, quando o prestador de serviço for uma pessoa física:

Assim, quando se tratar de uma relação de consumo, caracterizada pela prestação de serviço ou pelo fornecimento de produto, a responsabilidade do agente será objetiva, salvo a hipótese do parágrafo 4º.

2) Na Constituição Federal, também encontramos a responsabilidade objetiva como a assumida pelo Estado, conforme o parágrafo 6º, artigo 37, que prevê a responsabilidade objetiva para os entes estatais, bem como as concessionárias de serviço público:

3) O Código Civil também atribui ao empresário individual a responsabilidade civil objetiva:

4) O Código Civil descreve ainda a responsabilidade civil objetiva das pessoas chamadas de garantidoras, ou seja, aquelas que em razão de parentesco, compromisso legal ou atividade exercida assumem o dever de responder por seus prepostos ou subordinados ou de quem estiver sob a sua guarda, conforme se verifica nos artigos 932 e 933:

Temos por certo que a responsabilidade objetiva é a exceção e não a regra, uma vez que a mesma somente ocorrerá ao haver prévia determinação legal. Concluímos este tópico afirmando que, na responsabilidade civil subjetiva, somente haverá o dever de indenizar ficando comprovado que o agente teve culpa no evento, através de negligência, imprudência ou imperícia. Já na responsabilidade civil objetiva, será indiferente se houve ou não a culpa, posto que o dever de indenizar será independente da existência ou não da culpa. Assim, poderá haver uma conduta negligente do agente causador do dano, porém, tal conduta não necessita de prova, uma vez que sua responsabilidade for objetiva.

5. ELEMENTOS DA RESPONSABILIDADE CIVIL

Como já visto, a responsabilidade civil deriva de um ato humano, que pode ser uma omissão ou uma ação. Ela dependerá sempre da relevância da ação ou da omissão praticada, tendo-se em vista o agente e o contexto no qual se insere sua conduta.

Quando um cão morde uma pessoa, poderá ou não haver uma responsabilidade civil, posto que, se o cão não tem dono, ninguém poderá ser responsabilizado. Se o cão, no entanto, tem dono, ou seja, está ligado juridicamente a um ser humano, esse será obrigado a indenizar a vítima. Entretanto, se a vítima foi a causadora do dano ao entrar indevidamente na casa do dono do cão, não há que se falar em indenização. Com este exemplo, acredito demonstrar que a responsabilidade civil apresenta variações, devendo ser analisado o caso concreto com todas as suas particularidades e variações para a efetiva e real verificação da ocorrência ou não do dever de indenizar. Para tanto, necessário se faz o desmembramento da responsabilidade civil nos elementos que a compõem, como veremos agora:

A fórmula acima já é nossa conhecida, posto que a utilizamos no tópico anterior para estudarmos sobre a responsabilidade civil objetiva e a subjetiva. Passaremos agora a estudar cada um dos elementos que a compõem: o dano, o nexo causal e a culpa, vendo, cada um *per si*, para que possamos melhor aplicar a responsabilidade civil dentro de um caso concreto.

5.1 – Dano

O primeiro elemento da responsabilidade civil de que trataremos é o dano. Observaremos, de início, que, sem a comprovação de sua ocorrência, não há que se falar em dever de indenização, pois isto é proporcional ao dano. Logo, sem dano, não há indenização, como bem expressa o artigo 944 do Código Civil:

Código Civil
Artigo 944 – A indenização mede-se pela extensão do dano.

Desta forma, não havendo dano, não haverá indenização. É importante lembrar que a indenização será devida toda vez que o agente praticar um ato ilícito (artigo 186 do Código Civil) que gerar um dano, ainda que exclusivamente moral. Ou seja, o dano pode não apresentar alteração no mundo físico, conforme veremos com mais atenção adiante.

Dano, portanto, é todo prejuízo ou mal que alguém venha a suportar, podendo ser o dano de ordem material (prejuízo) ou moral (mal). O dano pode ser presente ou futuro; recair sobre bens materiais ou imateriais, corpóreos ou incorpóreos; e atingir um patrimônio economicamente apreciável ou não. Iniciaremos nossa jornada pelo dano material e, em seguida, abordaremos o não menos intrigante dano moral.

5.1.1 – Dano material

A expressão *dano material* nos remete à ideia de um dano que pode ser visto no mundo material e que deixa materialidade, ou seja, provas de sua existência no mundo físico. Assim, por deixar rastros e, como a indenização deve guardar proporção com o dano (artigo 944 do Código Civil), para que haja sua indenização, se faz necessária a sua comprovação. É oportuno, então, apresentar um recente caso julgado pelo Tribunal de Justiça do Estado do Rio de Janeiro, onde o julgador negou a indenização de dano material diante da ausência de prova de sua ocorrência.

APELAÇÃO – 0043095-34.2007.8.19.0001

Desembargador Alexandre Camara
Julgamento: 19 de abril de 2010 – 1ª Câmara Cível

> *Direito administrativo. Demanda de cobrança. Ex-servidor. Auxílio-funeral previsto na lei estadual n.º 279/1979. Capítulo de sentença extra petita. Anulação que se impõe. Julgamento que prossegue, eis que a causa se encontra madura para julgamento e em atendimento ao princípio da duração razoável do processo. Direito à percepção do auxílio-funeral. Despesas satisfatoriamente comprovadas e requerimento administrativo feito tempestivamente. Pedido de indenização por danos materiais e compensação por danos morais que se revelam descabidos. **Ausência de qualquer prova de dano material** ou violação à cláusula geral de tutela da dignidade da pessoa. Recurso a que se dá provimento para anular parcialmente a sentença recorrida, prosseguindo-se com o julgamento para julgar parcialmente procedente o pedido.*

O dano material se apresenta como toda diminuição patrimonial. Trata-se de um revés presente ou futuro. No último caso, o dano deve ser certo, pois não se permite indenização por algo futuro e incerto. Assim, o dano material imediato (presente) é chamado de emergente. Já o dano material mediato (futuro e certo) é chamado de lucro cessante.

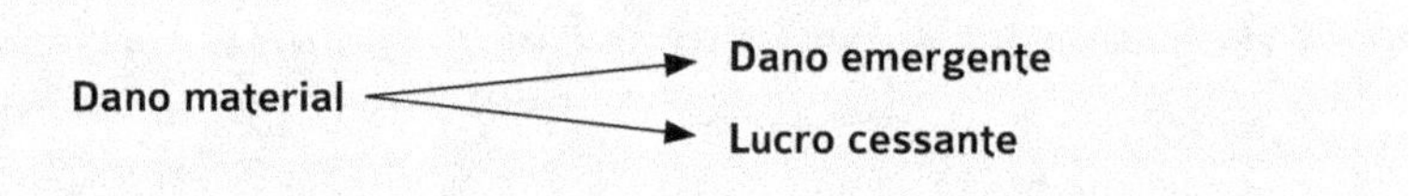

O dano emergente é o prejuízo observado de imediato, já ocorrido, que pode ser provado mediante um orçamento ou um recibo onde se busca o reembolso. Por sua vez, o lucro cessante é o *quantum* que a vítima deixará de receber ao longo do tempo. Deve ser igualmente comprovado, seja por prova contábil, por comprovante de receita de períodos anteriores ou por uma tabela de diária de honorários da classe à qual a vítima pertence.

Imagine, por exemplo, uma cirurgia em que o paciente vem a sofrer uma queimadura provocada por um curto-circuito no bisturi eletrônico. O paciente necessitará de uma cirurgia plástica para restaurar a região queimada. Assim, o custo dessa cirurgia restauradora será o dano emergente. Por sua vez, a queimadura deixou o paciente impossibilitado para o trabalho por 60 dias, sendo o mesmo um vendedor autônomo. Logo, os dias não trabalhados se reverterão em lucro cessante.

O dano material é de comprovação mais fácil. Uma vez que o dano já ocorreu, pode a vítima, através de documentos ou prova pericial ou testemunhal, demonstrar em juízo a extensão de seu dano. Porém, o legislador previu uma hipótese de dano material em que seria cabível a sua indenização a despeito de sua comprovação. É o caso do ato ilícito praticado por injúria, difamação ou calúnia, onde, no caso de impossibilidade de a vítima provar o dano que tenha sofrido, poderá o juiz, utilizando-se de seu bom senso, fixar o valor da indenização. O mesmo ocorrerá no caso de ofensa à liberdade da vítima, conforme preceitua o artigo 954 do Código Civil.

É oportuno frisar que tais situações descritas acima são verdadeiras exceções, devendo em regra a vítima comprovar a extensão do dano material, sob pena de indeferimento.

5.1.2 – Dano moral

Neste tópico, estudaremos o tema mais intrigante da responsabilidade civil, que é a indenização por danos morais. Este instituto jurídico é completamente subjetivo, não existindo qualquer possibilidade de se comprovar a sua ocorrência, salvo o senso comum de dor e de sofrimento. Igualmente não podemos aquilatar um exato valor para compensar o sofrimento suportado pela vítima.

Será que a dor de uma pessoa que perde um filho em um acidente aéreo é igual à dor que uma pessoa suporta ao ver uma matéria jornalística mentirosa a seu respeito? Alguém diria: "a perda do filho é maior"; ou: "depende do filho"; ou, ainda: "depende da matéria". Alguém afirmaria: "no segundo caso, a dor é maior". E lhes pergunto: quem tem a razão? Ora, tal indagação não possui uma resposta certa, o que demonstra a complexidade do assunto aqui desenvolvido.

Por certo, o tema é bem novo em nosso meio, apesar de o dano moral existir desde que existem o senso de moral e o de consciência. Ele apenas tomou força em nosso meio após o advento da Constituição Federal de 1988. O jurista alemão Rodolf von Ihering, em sua consagrada obra *A luta pelo Direito*, nos adverte que, quando somos lesados em um direito, não é apenas aquele direito que foi violado que está em jogo, mas sim nossa própria dignidade como pessoa humana. Logo, podemos concluir que buscar uma indenização por dano moral é o mesmo que tentar resgatar a dignidade na sociedade em que vivemos. Infelizmente, temos observado o surgimento e a ampliação de uma verdadeira indústria do dano moral, onde pessoas ajuízam ações de cifras elevadas buscando a reparação de um suposto dano moral.

De início, destacamos que o crescimento das ações de indenização em parte se deve a uma conscientização maior da população com relação aos seus direitos e, por isso, busca-se mais a reparação de danos no Judiciário. Porém, existe uma outra parcela que, infelizmente, se aproveita das facilidades que a lei trouxe para fazer do processo judicial uma verdadeira loteria, uma aventura sem qualquer comprometimento com a verdade.

Se observarmos o Juizado Especial Cível, veremos que o mesmo é local apropriado para se instalar e proliferar a nefasta indústria do dano. A suposta vítima ajuíza uma ação sem a obrigação de pagar nenhum valor ao erário público, ou seja, de forma gratuita, até mesmo sem advogado. Qualquer um pode processar qualquer um, pois é inteiramente grátis. Caso venha a perder a ação, o autor ficará isento do pagamento da chamada sucumbência, já que quem perde paga a quem ganha. Assim, processar virou sinônimo de "tentar a sorte" para muita gente, o que é lamentável. Nesta realidade bizarra, o médico se tornou uma grande vítima e, se as ações não são propostas nos Juizados Especiais, as são na Justiça comum, com pedido de gratuidade, o que gera o mesmo efeito, o de processar sem pagar nada.

Não sou contra a indenização por dano moral, nem que seu valor seja adequado à gravidade do dano. O que não podemos é comungar com a ideia de banalizar o instituto, punindo o réu que, mesmo inocente e se provando ao final tal inocência, terá sido condenado no curso do processo, uma vez que terá que contratar um advogado para elaborar sua defesa. No caso do médico, ainda terá que pagar honorários de perito judicial e, por vezes, até de assistente técnico, além de perder alguns dias de consultório e conviver com o fantasma do processo por alguns anos para, ao final, não obter êxito em reaver todo esse tempo e dinheiro perdidos injustamente. Tal quadro tem que ser modificado. Nossa sociedade não pode ser tão primitiva a ponto de manter esse absurdo por muito mais tempo, pelo menos é o que espero.

a) Evolução histórica

Conforme dito acima, a noção do dano moral e do dever de se indenizar é tão antiga como o homem. Com a citação bíblica a seguir, podemos observar que a condenação por um dano moral não é coisa nova. O último livro do Pentateuco já previa uma multa de cem siclos de prata para o crime de injúria feito contra uma mulher honesta:

O Código Civil de Napoleão Bonaparte também dava margem para tal reparação em seu artigo 1.382, ficando a cargo do julgador a fixação da indenização. Igual caminho percorreu o Código Civil italiano de 1865, no artigo 1.151. Posteriormente, em 1890, o Código Civil espanhol, em seu artigo 1.902, tratava da reparação do dano, cabendo à jurisprudência e à doutrina incluir aí o dano não patrimonial. Com o surgimento do Burgerliches Getsetzbuch (BGB), o Código Civil alemão, em 1900, o legislador descreveu de forma taxativa as hipóteses onde era cabível a reparação do dano moral, no parágrafo 253.

No Brasil, a reparação civil por dano moral teve início não no Código Civil, mas, sim, no Código Penal de 1890, que seguindo a orientação de Deuteronômio, fixou indenização pecuniária por danos morais para os casos de atentado contra a honra da mulher. A lei 2.681, de 1912, que tratava da responsabilidade civil nas estradas de ferro, permitia ao julgador arbitrar uma indenização razoável para a vítima de uma lesão corporal que gerasse uma deformidade.

O Código Civil brasileiro de 1916, que era um projeto de lei de 1889, ao tratar da responsabilidade civil no seu artigo 159, não fazia menção à indenização por danos morais. Não obstante, o mesmo diploma legal, em seu artigo 76, afirma que:

Entendemos que o artigo permitia a propositura de uma ação por um dano moral. Porém, não era o que se entendia naquela época. Em verdade, somente com a Constituição Federal de 1988, que prevê nos incisos V e X do artigo 5º a indenização por danos morais, é que nosso sistema judiciário passou a permitir as ações de indenização por dano moral.

Contudo, era pensamento corrente que somente poderia haver uma ação judicial visando a uma indenização por dano moral quando ele fosse acompanhado por um dano material. Coube à doutrina lutar arduamente contra tal pensamento, sendo o assunto pacificado somente com a chegada do Código Civil brasileiro de 2002, que, no artigo 186, assim tratou do tema:

> ***Código Civil***
> **Artigo 186** – Aquele que, por ação ou omissão voluntária, negligência ou imprudência, violar direito e causar dano a outrem, **ainda que exclusivamente moral**, comete ato ilícito.

Hoje, não raro, as ações de dano moral são completamente desassociadas de qualquer alegação de dano material.

b) Definição

De início, é importante frisar que o dano moral não guarda qualquer relação com o dano material. Assim, é certo afirmarmos que o dano moral é imaterial ou não patrimonial. Para a doutrina, o dano moral é o sofrimento ou constrangimento que a vítima suporta no seu âmago, no seu interior. É um sofrimento em seu íntimo, a chamada "dor da alma", que pode ser caracterizada por um dano à imagem, um dano estético ou, ainda, um dano psíquico. É importante deixar claro que estas três subdivisões não são novas modalidades de dano, mas sim subespécies do dano moral.

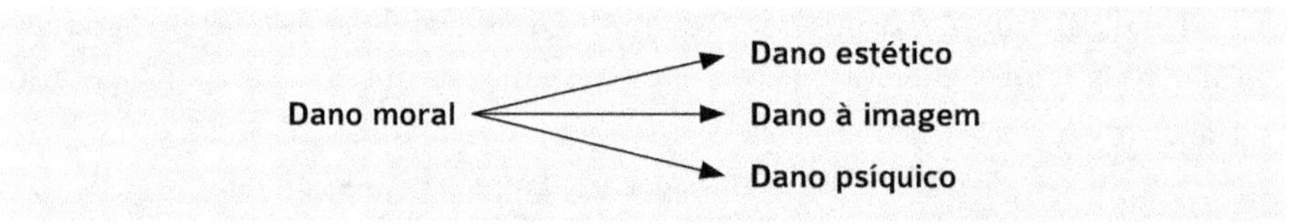

O primeiro a ser aqui tratado é o dano à imagem, que se configura quando a imagem da vítima é indevidamente exposta de forma a macular sua reputação, seja por uma notícia vinculada na imprensa, seja pela negativação indevida do nome da vítima junto a um órgão cadastral ou até mesmo pela ofensa pública verbal. Por sua vez, o dano estético deriva de uma lesão física que altera de forma relevante o aspecto estético da vítima, como uma cicatriz provocada desnecessariamente ou um aleijão decorrente de um atropelamento, entre outros.

Já o dano psíquico poderá ocorrer isoladamente ou em conjunto com o dano à imagem e o estético, pois se trata de elemento inerente ao senso subjetivo de consciência moral de cada indivíduo. O fato de se ter o nome indevidamente lançado no cadastro de inadimplentes poderá repercutir de forma devastadora para uma pessoa, ao passo que para outra será irrelevante. Deverá o julgador, diante do caso concreto, aquilatar o grau de intensidade do dano moral suportado pela vítima.

c) Quantificação

Conforme falamos, o dano moral é não patrimonial, ou seja, não possui um paradigma que possa ser utilizado para a fixação do valor da indenização, fato que leva a muita polêmica no mundo jurídico. Uma vez que inexiste qualquer tabela a ser seguida, fica assim a cargo do juiz fixar, utilizando seu bom senso, o quantum indenizatório para cada caso. Muitos doutrinadores falam de alguns critérios que devem ser observados pelo magistrado para formar o valor da indenização. Temos, assim, os seguintes critérios:

- **Capacidade do ofensor:** a indenização deve guardar uma relação com o poder econômico do agente, para que a condenação não seja tão ínfima que não cumpra com seu objetivo de punir e educar o agente, nem tão elevada a ponto de aniquilar financeiramente o ofensor.

- **Necessidade do ofendido:** da mesma forma, a indenização deve observar a condição social da vítima, para que o valor não seja demasiado pequeno, que em nada venha a contribuir para amenizar a dor sofrida, nem tão elevado a ponto de se tornar uma premiação de loteria, uma vez que não é este o objetivo da indenização do dano moral.

- **Magnitude do evento:** deve o juiz ter a sensibilidade de atribuir o valor em consonância com a proporção que o dano tomou. Ora, uma coisa é se ter o nome lançado em cadastro restritivo de crédito por engano durante um mês; outra é ter, por equívoco do editor, seu nome e sua foto estampados na capa de um jornal como sendo um traficante procurado.

O Superior Tribunal de Justiça (STJ) é competente em utilizar recursos visando a modificar o valor fixado para o dano moral, tanto para majorar como para reduzir. Por tal motivo, o STJ vem trabalhando no sentido de criar uma padronização para reduzir o número de recursos tramitando no órgão sobre esse tema. Diante da subjetividade e das peculiaridades de cada caso, acredito que tal tarefa está muito longe de ser concluída, uma vez que um simples detalhe pode alterar significativamente a extensão do dano de um caso para outro.

5.2 – Nexo causal

Outro elemento que deve ser observado na responsabilidade civil é o nexo de causalidade, também chamado de nexo causal. Devemos, de início, alertar nossos leitores de que o conceito de nexo causal no campo jurídico nem sempre é semelhante ao conceito adotado pela Lógica ou pela Física.

Alguns juristas definem nexo causal como a junção de todas as condições necessárias para a verificação de um fato. Assim, o nexo causal é o conjunto de elementos antecedentes e necessários para a realização de determinado evento.

Apesar da simplicidade da definição acima apresentada, não podemos crer que a matéria está resolvida, conforme bem nos instiga Paulo José da Costa Júnior[6]: "para que se possa considerar um evento como causado por uma conduta, é necessário que o agente haja realizado todas as condições do evento? Ou será suficiente que tenha produzido uma só condição?".

A resposta não é a das mais simples. Ora, se uma pessoa contribui para o evento com uma parcela mínima, deveria ela ser responsabilizada pelo resultado, uma vez que outros fatores externos concorreram com mais intensidade para o resultado? Acredito que não. Devemos ainda lembrar que existem causas relativamente independentes que acarretam *per si* o resultado. Por ora, nos interessa saber que o nexo é a observação da atuação do agente que encontra perfeito e ajustado enquadramento no resultado como consequência lógica de seu ato.

5.3 – Culpa

Por derradeiro e não menos complexo, temos a culpa como componente da responsabilidade civil. Devemos alertar que a culpa, em seara civil, difere da culpa penal, uma vez que no direito repressivo a culpa é a prática da ação sem a intenção direta do resultado e o dolo é a busca objetiva do resultado. Já em campo civil, não se distingue dolo e culpa, já que é irrelevante o *animus* do agente ao praticar o dano. Ele responderá pecuniariamente tenha agido ou não com a intenção livre e dirigida para o evento danoso resultante de sua conduta.

O elemento culpa se caracteriza em uma atuação revestida de uma falha, que denominamos imprudência, negligência e imperícia. A imprudência ocorre toda vez que o agente pratica um ato sem observar os requisitos mínimos necessários para o desempenho de tal tarefa. É imprudente, por exemplo, quem vê uma pessoa atropelada na via pública pegue-a pelos braços para prestar socorro, coloque-a sentada no seu carro e conduza a um hospital, uma vez que tal ação poderá acarretar perfuração de órgãos vitais ou, de alguma forma, agravar as lesões. No que tange à negligência, ela é a antítese da imprudência. Enquanto nesta a ação é afoita e impensada, naquela inexiste ação. A negligência é a omissão, falta de ação que deveria o agente praticar para evitar o dano.

Com relação à imperícia, essa é idêntica à imprudência, dela se distanciando apenas na exigência, para sua caracterização, de que o agente deixe de observar uma norma

---

[6] COSTA JÚNIOR, Paulo José. Nexo causal. São Paulo: Siciliano Jurídico, 2004.

técnica para o exercício da tarefa para a qual está devidamente capacitado. Dessa forma, se um indivíduo conduz um veículo sem habilitação e vem a atropelar alguém, terá agido com imprudência. Porém, se ele possui habilitação e efetua uma manobra arriscada que provoca o atropelamento de alguém, sua conduta será tipificada como imperícia. Somente o perito comete imperícia.

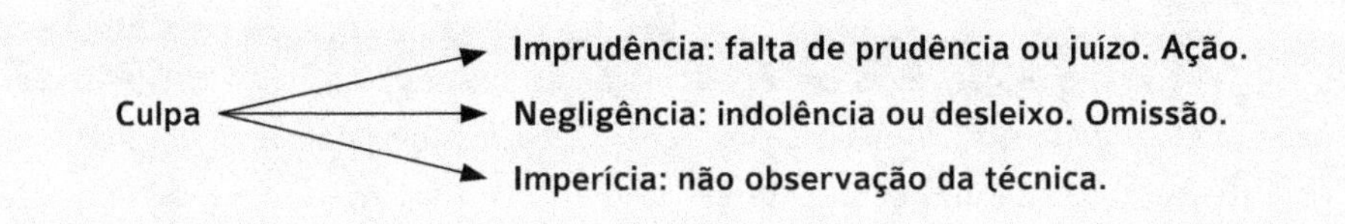

Existindo uma condenação judicial, pouco importará qual a modalidade da culpa na qual o agente está incurso, podendo inclusive haver concurso, ou seja, estar enquadrado em mais de uma das modalidades de culpa. Pode ocorrer que o dano resultante da conduta do agente seja bem elevado, porém, sua culpa no evento foi mínima – um pequeno descuido, que resulte em um dano de enorme monta. Nessa hipótese, o juiz está autorizado a reduzir de forma justa o valor devido de indenização, na forma do parágrafo único do artigo 944:

Código Civil
Artigo 944 – (...). Parágrafo único. Se houver excessiva desproporção entre a gravidade da culpa e o dano, poderá o juiz reduzir, equitativamente, a indenização.

Na hipótese de a culpa ser da própria vítima do evento, o juiz deverá reduzir o valor da indenização na proporção da culpa da vítima. Caso a culpa seja exclusiva da vítima, por óbvio, o agente não deverá pagar nenhuma indenização, uma vez que não haverá nexo causal entre a sua conduta e o resultado danoso, como bem define o artigo 945 do Código Civil:

Código Civil
Artigo 945 – Se a vítima tiver concorrido culposamente para o evento danoso, a sua indenização será fixada tendo-se em conta a gravidade de sua culpa em confronto com a do autor do dano.

Assim, cabe ao réu, no processo judicial, comprovar que a conduta foi praticada única e exclusivamente pela própria vítima, para poder se livrar do ônus da indenização. A seguir, abordaremos com mais atenção as hipóteses de exoneração do dever de indenizar.

Clara fica a importância da culpa para que haja o dever de indenizar quando a responsabilidade do réu for subjetiva. Em se tratando de responsabilidade objetiva, tal discussão se apresenta inócua, uma vez que o réu responderá independentemente da existência ou não de culpa.

6. EXCLUDENTES DA RESPONSABILIDADE CIVIL

Existem fatores que impedem a condenação do agente. São as chamadas excludentes da responsabilidade civil. Entre eles, encontramos: a inexistência do dano, a falta de nexo, a cláusula de não indenizar, a culpa exclusiva da vítima, o fato de terceiro, o caso fortuito, o caso de força maior, a prescrição, a legítima defesa ou o exercício regular de direito e a destruição de coisa alheia ou a lesão a pessoa para remover perigo iminente.

6.1 – Inexistência do dano

Conforme já falado, para que haja a responsabilidade civil, faz-se necessária a existência do dano, mesmo que este seja exclusivamente moral. Caberá ao autor da ação comprovar a existência do dano, sem o qual inexistirá o dever de indenizar. Em se tratando de relação de consumo, como é o caso das chamadas ações de erro médico, poderá o juiz, com base no artigo 6º do Código de Defesa do Consumidor, impor ao réu (médico ou hospital) o encargo de provar o dano, como, por exemplo, obrigar ao pagamento da perícia judicial.

6.2 – Falta de nexo

Inexistindo ligação entre o atuar do agente e o dano alegado, inexistirá, por óbvio, o nexo de causalidade (causa e efeito), ficando assim impossível de se condenar o agente, uma vez que não foi sua ação que causou o dano alegado.

6.3 – Cláusula de não indenizar

É sabido que um dos princípios que norteiam os contratos que nosso ordenamento jurídico permite é o Princípio da Autonomia da Vontade. Por tal princípio, as partes estão livres para firmarem contratos com as cláusulas e as condições que melhor lhe convierem. Ocorre, porém, que existe, como limitador do principio acima, o chamado Princípio da Soberania da Ordem Pública. Desse modo, as partes podem pactuar o que desejarem, desde que e tão somente, não fira determinação legal.

Nesta linha, ambas poderão celebrar um contrato no qual haja uma cláusula que desonere um dos contratantes por eventual dano que venha a ser causado. A chamada "cláusula de não indenizar" encontra somente um obstáculo, qual seja a sua não aplicação em contratos oriundos de relação de consumo. Nas relações regidas pelo Código de Defesa do Consumidor, tal cláusula é considerada nula, não gerando qualquer efeito por força do artigo 25, transcrito a seguir:

Por certo, a doutrina e a jurisprudência são uníssonas em entender que a Medicina é sujeita ao Código de Defesa do Consumidor. Logo, na relação médico-paciente, caso haja um contrato firmado entre as partes, tal cláusula não pode ser aplicada.

6.4 – Culpa da vítima

Conforme dito anteriormente, em havendo culpa exclusiva da vítima, o agente fica desobrigado a indenizar. Neste caso, haverá uma ruptura no nexo causal, pois o dano foi resultado da conduta (ação ou omissão) da própria vítima. Com efeito, se a culpa da vítima não for exclusivamente a única conduta que causou o dano, estaremos diante do instituto da culpa concorrente, pela qual, a indenização deverá ser reduzida proporcionalmente de acordo com a culpa do agente, conforme se verifica no artigo 945 do Código Civil:

6.5 – Fato de terceiro

O fato de terceiro também é provocador de ruptura de nexo causal, sendo previsto no inciso II do parágrafo 3º do artigo 14 do Código de Defesa do Consumidor como causa de desoneração de responsabilidade. Assim, não havendo nexo causal, ou seja, ligação entre a conduta do agente e o dano, não poderá o agente, mesmo se tratando de responsabilidade objetiva, ser constrangido a indenizar.

A grande indagação neste tópico se refere ao fato de se tratar verdadeiramente de um terceiro, pois o Código Civil criou algumas situações onde uma pessoa é responsabilizada civilmente pelos atos das outras, como vemos, por exemplo, no seu artigo 932:

Por certo, em tais hipóteses, a alegação de fato de terceiro não obstará o dever de indenizar. A lei determina que certas pessoas respondam pelos atos danosos praticados por outras, como é o caso do pai em relação ao filho e do empregador em relação ao preposto. Observe que é exatamente com base neste artigo que o paciente, por vezes, processa o cirurgião-chefe por ato praticado pelo anestesista ou pelo instrumentador ou processa o hospital ou a operadora de saúde pelo ato do médico, uma vez que, legalmente, um é visto como preposto do outro.

6.6 – Caso fortuito

Sendo definido como a ocorrência relevante imprevista e imprevisível, o caso fortuito exclui a responsabilidade do agente. Para averiguar a eventualidade do caso, faz-se necessário tomar por base a conduta de um homem médio, para verificar se é de uso comum ou não a imprevisibilidade do evento.

6.7 – Caso de força maior

O caso de força maior é aquele que, independente de ser ou não previsível, não poderá ser evitado. Assim, o que caracteriza o caso de força maior é a sua inevitabilidade. Mesmo com a diligência do agente, o resultado sobrevém. Normalmente vinculado a fenômenos da natureza, o que gera inúmeras confusões e imprecisões em sua definição, por certo ressaltamos que um caso de força maior poderá ter sua origem em fato oriundo da natureza ou do homem, da mesma forma o caso fortuito. Logo, não é a sua gênese um paradigma para a sua definição.

6.8 – Prescrição

Pouco tratado pelos autores, a prescrição também é fator de exclusão de responsabilidade. Transcorrido o prazo legal para a vítima reclamar sua indenização e a mesma não o faz, perderá ela a possibilidade de receber a reparação legal.

6.9 – Legítima defesa ou exercício regular de direito

Previsto no inciso I do artigo 188 do Código Civil, o dano praticado em legítima defesa própria ou alheia, bem como o ato dentro do exercício regular de um direito reconhecido, não configura um ato ilícito.

6.10 – Destruição de coisa alheia ou lesão à pessoa para remover perigo iminente

Igualmente descrito no artigo 188 do Código Civil, não é ato ilícito a destruição de coisa alheia ou lesão à pessoa para remover perigo iminente. Sendo certo, o ato será legítimo somente quando as circunstâncias o tornarem absolutamente necessário, não excedendo os limites do indispensável para a remoção do perigo. Porém, conforme dispõe o artigo 929 do mesmo dispositivo legal, se a pessoa lesada ou o dono da coisa não forem culpados pelo perigo, assistir-lhes-á direito à indenização do prejuízo que sofreram. Caberá, entretanto, direito de regresso do agente contra o causador do perigo.

CAPÍTULO 3

DIFERENÇA ENTRE RESPONSABILIDADE CIVIL E RESPONSABILIDADE PENAL

1. CONCEITO

A responsabilidade é consequência jurídica de um determinado ato. Tal responsabilidade poderá ser de ordem penal ou civil[7], de acordo com o prisma pelo qual se foca a matéria. Porém, nada impede que a conduta humana venha a gerar reflexos tanto no campo da responsabilidade penal, como no da responsabilidade civil, embora, como nos lembra Sílvio de Salvo Venosa[8], ontologicamente o conceito de responsabilidade seja o mesmo.

A principal diferença que podemos apontar entre a responsabilidade civil e a penal é, por regra, quanto ao fato de que nesta o Estado, como representante da sociedade, figura como vítima, seja de forma imediata ou mediata, ao passo que naquela é o indivíduo, em particular, que sofre o dano da ilicitude. Por certo, toda vez que determinado agente pratica um ilícito penal, é o Estado, enquanto sociedade politicamente organizada, o principal lesado. É a coletividade que sofre com a quebra da paz social. O ilícito penal afronta o Estado Democrático de Direito, ao passo que a responsabilidade civil, em geral, é uma ofensa a certo e determinado indivíduo, lesando sua personalidade ou patrimônio, não atingindo a toda coletividade, mas, sim, especificamente, a um elemento do grupo.

---

[7] Poderão ainda existir a responsabilidade fiscal, a administrativa e até a social.

[8] "A noção de responsabilidade, como gênero, implica sempre exame de conduta voluntária violadora de um dever jurídico. Sob tal premissa, a responsabilidade pode ser de várias naturezas, embora ontologicamente o conceito seja o mesmo". VENOSA, Sílvio de Salvo. Direito Civil. Atlas, 2002.

Vale aqui o exemplo, para melhor ilustrar, onde um agente comete um crime de homicídio. Em tal hipótese será o Estado o detentor do direito de buscar a responsabilidade penal do agente. Contudo, ao final da ação penal, caberá aos familiares, e não ao Estado, o direito de reclamar a responsabilidade civil do agente, indo atrás de um ressarcimento pecuniário pela vida ceifada de um ente querido.

O Estado, como pessoa jurídica, ou seja, a União, os estados e os municípios, pode também vir a sofrer um dano de ordem interna, atingindo não um bem geral, mas o próprio patrimônio estatal, acarretando prejuízo ao erário público. É o que ocorre, por exemplo, quando um particular colide com um veículo público, devendo o particular responder por sua conduta danosa. Neste exemplo, o dano não é genérico a toda a coletividade, mas, sim, especificamente a um órgão governamental.

Outra importante diferenciação é o fato de que, na responsabilidade penal, devemos sempre observar o princípio da reserva legal. Ou seja, para que haja a responsabilidade penal do agente é necessário que previamente ocorra a descrição de tal conduta como crime. Não sendo o fato praticado pelo agente um fato típico, não há que se falar em responsabilidade penal, a qual é *numerus clausus*[9]. Em outro extremo, temos a responsabilidade civil, a qual não vem limitada ou pré-estabelecida em nenhum ordenamento legal, sendo *numerus apertus*[10].

Temos, ainda, como diferencial entre uma e outra responsabilidade o fato de que, em seara de responsabilidade penal, as consequências da condenação não passam da pessoa do agente, sendo uma condenação pessoal. Em se tratando de responsabilidade civil, a condenação poderá atingir os herdeiros e sucessores do causador do dano, caso o mesmo não mais possa cumprir sua obrigação.

Por derradeiro, temos que a responsabilidade penal sempre recai sobre uma pessoa física. Porém, diante da responsabilidade civil, temos a possibilidade de a mesma vir a recair tanto em uma pessoa física como também poderá recair sobre uma pessoa jurídica, ou até mesmo sobre ambas, sem qualquer embaraço.

A responsabilidade civil buscará sempre a indenização pecuniária, ao passo que a penal, a princípio, recairá sobre a liberdade do agente ou, em havendo previsão legal, nas chamadas penas alternativas, que serão vistas mais adiante.

Por certo, a natureza jurídica da responsabilidade civil é diferente da responsabilidade penal. Enquanto a primeira tem caráter restaurador e pedagógico, a segunda apresenta natureza punitiva e defensiva. Podemos dizer que a responsabilidade civil tem natureza jurídica restauradora, posto que a indenização visa a restabelecer o *status quo*, ou seja, a situação patrimonial existente anterior ao dano, ou, no caso do dano moral, amenizar o sofrimento. Além disso, também é pedagógica, por apresentar uma forte carga educativa, uma vez que a punição pecuniária servirá como um alerta, uma afirmação negativa para que o agente e os demais

---

[9]Possui quantidade determinada.
[10]Não possui quantidade determinada.

membros da sociedade fiquem desmotivados a praticarem conduta semelhante, temendo sofrer a mesma condenação. Com efeito, a natureza jurídica da responsabilidade penal tem caráter punitivo, imputando ao agente a pena prevista para o tipo penal praticado. Possui ainda natureza jurídica defensiva, pois defende a sociedade do agente ao colocá-lo encarcerado, à margem do convívio social.

2. EFEITOS DA CONDENAÇÃO PENAL NA REPARAÇÃO CIVIL

Feita a diferenciação, veremos agora que, uma vez praticado o ilícito penal, o agente, além de sofrer a punição prevista na lei penal, também fica sujeito a consequências da responsabilidade civil, caso sua conduta tenha gerado dano ao agente, na esfera patrimonial ou moral. Verificando de início o teor do Código Penal e em seguida o Código de Processo Penal, podemos concluir que a conduta criminal trará, para o seu agente, obrigações no campo civil.

Ocorrendo a condenação criminal, faz surgir a responsabilidade civil, uma vez que o ato ilícito é uma fonte de obrigação, nascendo assim o dever de indenizar monetariamente a vítima ou os seus herdeiros. Não se trata aqui do chamado *bis in idem*, expressão bem conhecida dos tributaristas, como a dupla incidência do imposto sobre o mesmo fato gerador. O que ocorre, na verdade, a existência de duas condenações sobre o mesmo fato gerador, que é o crime. Porém, estas condenações terão suas ocorrências em searas distintas – penal e civil. Possuem, também, sua previsão legal e são regulamentadas na legislação pátria vigente, como podemos observar no inciso I do artigo 91 do Código Penal:

Código Penal
Artigo 91 – São efeitos da condenação:
I – Tornar certa a obrigação de indenizar o dano causado pelo crime;

Ao cometer um delito penal, o agente fica sujeito à condenação criminal com reflexo civil[11], podendo também ocorrer outros efeitos, conforme disposto no Código Penal, entre eles a perda dos instrumentos do crime, a perda do cargo público, a declaração de incapacidade do exercício do pátrio poder e a inabilidade para dirigir veículos. Assim, o legislador criou a obrigação de indenizar, haja vista que a prática de um ato ilícito gera o dever de indenizar, como já falamos. Vejamos, então, o que determina o Código de Processo Penal:

---

[11]STF – RE 67837, de 31 de outubro de 1969, seção I – 1ª Turma. Relator(a) Djaci Falcão. Ilícito penal e ilícito civil. Absolvição por insuficiência de prova para condenação no juízo criminal não afasta o dever de indenizar decorrente de processo regular. Inteligência do artigo 1.525 do Código Civil e do artigo 386 , inciso VI, do Código Penal Civil. Inocorrência de abuso de poder. Recurso conhecido e provido.

O Código de Processo Penal permite que, após transitar em julgado a sentença, ou seja, quando não couber mais recursos, e sendo o agente condenado, caberá à vítima, ou no caso de sua morte, aos seus familiares, buscarem a indenização no juízo cível, sem que haja a necessidade de um processo de conhecimento, já que a responsabilidade jurídica já foi comprovada através de uma sentença válida.

A despeito da ação penal, a vítima poderá propor uma ação cível buscando a indenização, devendo, nesse caso, o juiz do processo cível paralisar o curso do processo e aguardar a decisão do processo penal para evitar, assim, decisões conflitantes. Imagine, por exemplo, se o agente é julgado culpado no juízo penal e inocente no cível. Ele ficaria preso e não indenizaria a vítima. Para impedir que tal aberração jurídica ocorra, a ação cível fica suspensa, aguardando a sentença penal transitar em julgado.

Caso a sentença penal reconheça que o agente cometeu o crime sob o manto de uma excludente de ilicitude ali previsto, quais sejam o estado de necessidade, a legítima defesa, o estrito cumprimento de dever legal e o exercício regular de direito, o agente será absolvido na esfera criminal e gerará reflexo também no juízo cível, onde deverá também ser considerado inocente e livre da obrigação de indenizar.

Caso a sentença penal deixe de condenar o agente, por reconhecer que ele não foi o autor do crime ou que o crime não ocorreu, a questão não poderá mais ser discutida no juízo cível. Porém, se o réu da ação penal deixa de ser condenado por falta de prova ou se ocorrer a prescrição da pretensão punitiva do Estado, ou seja, a Justiça pública não demonstra no prazo fixado por lei a culpa do acusado, o processo é extinto. Contudo, não existirá uma certeza absoluta da inocência do agente. Nesse caso, a vítima e seus familiares estarão autorizados a propor uma ação cível, buscando uma indenização pecuniária.

O inciso IV do artigo 387 do Código de Processo Penal é uma inovação trazida pela lei 11.719 de 2008, que passou a atribuir ao juízo criminal a obrigação de fixar um *quantum* mínimo de indenização que o agente deverá pagar à vítima ou a seus familiares.

O CÓDIGO DE DEFESA DO CONSUMIDOR NA RESPONSABILIDADE CIVIL MÉDICA

Ao iniciarmos este capítulo, algumas considerações preliminares se fazem necessárias para que possamos entender de que forma a legislação brasileira encara a relação do médico com seus pacientes. Para tanto, começaremos analisando a definição de "consumidor" e de "fornecedor" prevista na lei 8.078/90, que ficou conhecida como Código de Defesa do Consumidor, ou simplesmente CDC. Iniciando, assim, pela definição de consumidor, o que nos remete ao artigo 2º da dita lei, vejamos:

Código de Defesa do Consumidor
Artigo 2° – Consumidor é toda pessoa física ou jurídica que adquire ou utiliza produto ou serviço como destinatário final.

Observamos que o legislador define consumidor da forma mais ampla possível, não se importando com a questão do pagamento ou não pelo serviço, de ser o consumidor pessoa física ou jurídica, sem determinação de quantitativo de consumo ou qualquer outro filtro. Ele simplesmente descreve como sujeito protegido pelo Código de Defesa do Consumidor aquele que for o destinatário final do produto ou do serviço ofertado.

De igual modo, a definição de fornecedor também buscou englobar toda e qualquer pessoa, física ou jurídica, pública ou privada, nacional ou estrangeira, que de alguma forma participe de qualquer fase do ciclo, desde a criação até sua oferta no mercado, como segue:

Em sumária cognição, podemos concluir que o paciente é o usuário final do serviço que é prestado pelo médico, o qual se enquadraria perfeitamente como prestador de serviço. Objetivando modificar tal quadro, o Conselho Federal de Medicina (CFM) editou a resolução 1.931/2009, que criou o novo Código de Ética Médica, fazendo inserir no capítulo I, nos *Princípios fundamentais*, o inciso XX. Nele, o CFM descreve que, tendo em vista as peculiaridades que permeiam a relação mantida entre o profissional médico e seu paciente, a mesma não pode ser definida como uma relação de consumo:

Entendemos e até comungamos com o CFM sobre a preocupação que existe em tratar a Medicina como uma relação de consumo, uma vez que o que está em jogo é bem diferente do que quando entro em uma papelaria para comprar uma caneta. Todavia, tendo por base a hierarquia das leis, a resolução de um conselho de classe não pode se sobrepor a uma lei ordinária, que é o Código de Defesa do Consumidor, que inclusive tem previsão constitucional.

Por certo, achamos louvável a iniciativa do CFM e, mais ainda, é um passo importante na conscientização de uma classe para lutar pelos seus interesses, demonstrando que não se busca a impunidade, nem estar acima do bem o do mal. Antes é ter sua atividade observada de forma serena, equitativa e imparcial, que não são características do Código de Defesa do Consumidor.

Dessa forma, a atividade médica, que visa a tutelar o bem maior, que é a vida e sua boa qualidade, está hoje caracterizada como uma relação de consumo, conforme nossos tribunais vêm firmando entendimento de acordo com os julgados apresentados a seguir.

TRIBUNAL DE JUSTIÇA DO ESTADO DE MINAS GERAIS

Número do processo: 1.0713.03.028962-1/001(1)
Relator: Afrânio Vilela
Data do julgamento: 4 de julho de 2007

Ementa:

Apelação cível. Ação de indenização. Erro médico. Responsabilidade civil objetiva do hospital. Artigo 14 do CDC. Denunciação da lide à médica. Possibilidade. Prestação de serviços. Indenização por danos morais. Intoxicação por álcool metílico. Atendimento inadequado. Nexo de causalidade. Existência do dever de indenizar. Configuração de culpa da médica. Denunciação da lide procedente. Dano moral. Quantum. Fixação da pensão com base no salário mínimo. Possibilidade.

A responsabilidade civil do hospital é de ordem objetiva, nos termos do artigo 14 do Código de Defesa do Consumidor, não cabendo investigar a culpa de seus prepostos para sua condenação, mas se o serviço prestado pelo nosocômio foi defeituoso ou se a culpa foi exclusiva do consumidor ou de terceiro (artigo 14, parágrafo 3º, incisos I e II).

TRIBUNAL DE JUSTIÇA DO ESTADO DO RIO GRANDE DO SUL

Órgão julgador: 10ª Câmara Cível
Publicação: *Diário da Justiça*, de 26 de março de 2010

Assuntos:

1. Indenização. Danos causados por erro médico. Dano moral. Dano material. Dano estético. Procedimento inadequado. Incapacidade permanente do membro superior direito. Incapacidade para o trabalho. Nexo causal não demonstrado. Relação de causa e efeito incomprovada.

2. Lesão do plexo braquial.

3. Hospital fornecedor de serviço. Relação de consumo. Fato de serviço.

4. Responsabilidade civil. Médico cirurgião. Traumatologista.

5. Responsabilidade objetiva. Responsabilidade subjetiva.

Como podemos observar, os tribunais brasileiros entendem de forma reiterada que a relação médico-paciente é, sim, uma relação de consumo. Como tal, fica subordinada a aplicação do Código de Defesa do Consumidor, onde o médico é o prestador do serviço e o paciente, consumidor. Diante deste conceito, passa a agir sobre a relação médico-paciente o Código de Proteção e de Defesa do Consumidor, o qual, como o próprio nome já sugere, visa a proteger e a defender o consumidor contra o fornecedor de produto e contra o prestador de serviço.

A tentativa de se excluir o médico da aplicação do Código de Defesa do Consumidor se deve ao fato que tal legislação tem o escopo de "proteger" e "defender" o consumidor, ou seja, o paciente, criando mecanismos que facilitam a sua defesa em juízo. Assim, o outro lado da moeda, que é o médico enquanto prestador de serviço, fica vulnerável, uma vez que o CDC criou vários dispositivos que facilitam em muito a condenação do prestador de serviço em ações de indenização, conforme passaremos a analisar. Podemos observar já, em seu artigo 6º, a seguinte afirmação:

> **Código de Defesa do Consumidor**
> **Artigo 6º** – São direitos básicos do consumidor:
> III – A informação adequada e clara sobre os diferentes produtos e serviços, com especificação correta de quantidade, características, composição, qualidade e preço, bem como sobre os riscos que apresentem;

De início, observamos que a informação é um direito básico do consumidor. Tal artigo deve ser observado em sintonia com os artigos 22 e 34 do Código de Ética Médica:

> **Código de Ética Médica**
> É vedado ao médico:
> **Artigo 22** – Deixar de obter consentimento do paciente ou de seu representante legal após esclarecê-lo sobre o procedimento a ser realizado, salvo em caso de risco iminente de morte.
> (...)
> **Artigo 34** – Deixar de informar ao paciente o diagnóstico, o prognóstico, os riscos e os objetivos do tratamento, salvo quando a comunicação direta possa lhe provocar dano, devendo, nesse caso, fazer a comunicação a seu representante legal.

É oportuno salientar que o Código de Ética anterior também determinava em seu artigo 46 o consentimento informado, logo, não deveria ser um complicador para a classe médica cumprir o dever de informar. Porém, não basta agora informar. Deve o profissional da Saúde provar que informou, uma vez que o Código de Defesa do Consumidor cria a chamada "inversão do ônus da prova", como veremos mais adiante. Portanto, deve o profissional dar a informação e obter o consentimento e, ainda, poder provar ambas as coisas em eventual processo judicial.

Por tal motivo, que em meus artigos e palestras sempre enfatizo a importância do termo de consentimento informado, que é um documento que visa a demonstrar que tal direito do paciente foi respeitado pelo médico, permitindo ao paciente a prática de outro direito, que é o de opinar em seu tratamento. Como falamos, não basta apenas informar, uma vez que deverá haver um documento que prove que a informação foi adequadamente prestada, levando-se em consideração o inciso VIII do artigo 6º do Código de Defesa do Consumidor:

Código de Defesa do Consumidor
Artigo 6º – (...) VIII – A facilitação da defesa de seus direitos, inclusive com a inversão do ônus da prova a seu favor no processo civil, quando, a critério do juiz, for verossímil a alegação ou quando for ela hipossuficiente, segundo as regras ordinárias de experiência;

A legislação prevê a facilitação da defesa do consumidor, com a inversão do ônus da prova. Vale dizer que, se o paciente alegar que não foi informado do risco do procedimento ou da possibilidade de insucesso do tratamento, deverá o médico provar que informou. Para tanto, deverá possuir um termo escrito e assinado. Outro ponto trazido pelo Código de Defesa do Consumidor foi a responsabilidade objetiva para as pessoas jurídicas, tema já abordado nessa obra, conforme o artigo 14, ora transcrito:

Código de Defesa do Consumidor
Artigo 14 – O fornecedor de serviços responde, independentemente da existência de culpa, pela reparação dos danos causados aos consumidores por defeitos relativos à prestação dos serviços, bem como por informações insuficientes ou inadequadas sobre sua fruição e riscos.

A responsabilidade objetiva nada mais é do que a condenação do fornecedor de serviço (hospital, clínica, laboratório etc.) sem a discussão da existência ou não de culpa. É importante dizer que, mesmo sem culpa, a pessoa jurídica será obrigada a indenizar, basta que haja o dano e o nexo causal, ou seja, o dano tenha sido causado por ato do preposto do estabelecimento. Vale destacar que somente não haverá o dever de indenizar se o hospital provar culpa exclusiva da vítima ou inexistência do dano:

Código de Defesa do Consumidor
Artigo 14 – (...) Parágrafo 3º. O fornecedor de serviços só não será responsabilizado quando provar:
I – Que, tendo prestado o serviço, o defeito inexiste;
II – A culpa exclusiva do consumidor ou de terceiro.

O mesmo já não ocorre na responsabilidade subjetiva, que é aquela onde, além do dano e do nexo causal, deverá existir a comprovação da culpa. A responsabilidade subjetiva é aplicada para o profissional liberal, o médico, na forma do disposto no parágrafo 4º do artigo 14 do Código de Defesa do Consumidor:

Assim, em um processo contra o médico, deverá haver uma perícia judicial, a ser realizada por um médico, preferencialmente da especialidade do réu, para verificar se houve culpa ou não do profissional. Abaixo transcrevo julgado do Tribunal de Justiça do Estado do Rio de Janeiro onde se verifica nitidamente tal definição:

ÓRGÃO JULGADOR: 11ª CÂMARA CÍVEL

Processo: 2004.001.20561
Desembargador: Claudio de Mello Tavares
Julgado em 6 de outubro de 2004

Responsabilidade civil do médico. Culpa subjetiva. Responsabilidade civil de estabelecimento hospitalar. Responsabilidade objetiva. Descabimento de perdas e danos. Indenização. Responsabilidade civil do médico e da clínica. Processo infeccioso de difícil diagnóstico. Ausência de ato ilícito.

Os serviços médicos prestados constituem atividade de meio, e não de resultado. Dessa forma, obriga o profissional apenas a propiciar o melhor serviço ao seu alcance, fazendo tudo para cumprir aquilo a que se propôs, já que inexiste a obrigação de curar o paciente, somente há o compromisso de fornecer um tratamento condigno, proporcionando-lhe a reação que deseja. Inobstante a responsabilidade dos profissionais liberais, se enquadre dentre aquelas inerentes às relações de consumo, a mesma não é tratada da forma objetiva, como a do fornecedor de serviços em geral, pois, de acordo com o artigo 14, parágrafo 4º, do Código de Defesa do Consumidor, a responsabilidade é subjetiva, e para que se evidencie o dever de indenizar, mister a configuração da culpa, do nexo causal e do dano. Dessa forma, se o perito, em seu laudo técnico, não vislumbrou qualquer imperícia ou negligência por parte do profissional quando do tratamento, nem a existência de elementos suficientes a imputar ao médico o dever de indenizar. Por outro lado, mesmo sendo objetiva a responsabilidade da clínica/segunda ré, afigura-se necessária a existência do ato ilícito, ensejado da reparação postulada e, no presente caso, não restou comprovado o alegado erro médico, de modo que a clínica não pode ser compelida a indenizar com base em um ato ilícito inexistente. Recurso conhecido e improvido.

O médico deve sempre informar o paciente, inclusive da possibilidade de insucesso do procedimento. Porém, não poderá pactuar com o paciente que, caso haja uma falha de sua parte, ficará isento do dever de indenizar. Seria a chamada "cláusula de não indenizar", expressamente vedada nas relações de consumo.

> **Código de Defesa do Consumidor**
>
> **Artigo 25** – É vedada a estipulação contratual de cláusula que impossibilite, exonere ou atenue a obrigação de indenizar, prevista nesta e nas seções anteriores.

O Código de Defesa do Consumidor também dispõe sobre a guarda de documentos, uma vez que um prontuário médico e um termo de consentimento informado, antes armazenados por um período de cinco ou dez anos, deverão ser mantidos em arquivo eternamente. Tal fato se deve ao prazo dado pelo Código de Defesa do Consumidor para que o paciente possa ajuizar uma demanda, que é de cinco anos. No entanto, tal prazo se inicia não quando o procedimento é realizado, mas, sim, quando o consumidor toma parte da existência do dano ou de sua autoria:

> **Código de Defesa do Consumidor**
>
> **Artigo 27** – Prescreve em cinco anos a pretensão à reparação pelos danos causados por fato do produto ou do serviço prevista na seção II deste capítulo, iniciando-se a contagem do prazo a partir do conhecimento do dano e de sua autoria.

Adiante, abordaremos outros assuntos ligados ao prontuário médico, uma vez que recebeu elevada e devida atenção pelo novo Código de Ética Médica. Outro ponto importante a ser observado, principalmente pelos médicos que efetuam procedimentos não cobertos pelas operadoras de saúde, é o que diz respeito ao orçamento, como parte integrante do contrato. O médico fica limitado ao que fora previamente ajustado. Assim, todas as variáveis possíveis devem constar no orçamento, para que, eventualmente, em uma cobrança judicial, o médico possa receber o valor do paciente, respeitando o teor do artigo citado a seguir:

> **Código de Defesa do Consumidor**
>
> **Artigo 40** – O fornecedor de serviço será obrigado a entregar ao consumidor orçamento prévio discriminando o valor da mão de obra, dos materiais e dos equipamentos a serem empregados, as condições de pagamento, bem como as datas de início e término dos serviços.

Lembramos ainda que nem sempre vale o que está escrito, pois os contratos serão sempre interpretados em favor do consumidor. Tal fato deve-se ao motivo pelo qual o consumidor não participa da elaboração do contrato. Logo, no caso de uma dúvida, não será ele penalizado, conforme vemos no artigo abaixo:

Código de Defesa do Consumidor
Artigo 47 – As cláusulas contratuais serão interpretadas de maneira mais favorável ao consumidor.

Diante do que foi aqui relatado, fica fácil entender o justo movimento do CFM para tentar retirar de sobre a classe médica o pesado fardo do Código de Defesa do Consumidor. Todavia, por ora, a classe deve buscar a prática da Medicina, com atenção nas medidas preventivas e tão necessárias nos dias atuais, resguardando-se de futuros processos e, o que é mais importante, tendo a tranquilidade de estar cumprindo integralmente com suas obrigações legais.

IATROGENIA

Iatrogenia é uma expressão que tem sua origem na língua grega. Sendo um termo composto por *iatros* (médico), este foi acrescido de *genia* (origem). Tal vernáculo é utilizado pelas operadoras de Saúde para designar o dano que é causado pelo médico, derivado de um erro de diagnóstico, de uma caligrafia ruim em receita, por um retardo no tratamento ou pela utilização de método não aprovado pelo Conselho Federal de Medicina (CFM), entre outros.

Nos ensina Irany Novah Moraes[12], acerca dos tipos de lesões iatrogênicas: "(...) a existência de três tipos: no primeiro, enquadram-se as lesões previsíveis e também esperadas, pois o procedimento proposto implica resultado com sequela. No segundo, agrupa-se o resultado previsível, porém inesperado para o caso, mas que decorre do perigo inerente a todo e qualquer procedimento. Ele ocorre em todos os graus, do nulo ao óbito. No terceiro, encontram-se os resultados decorrentes de falhas do comportamento humano no exercício da profissão, falhas passíveis de suscitar o problema da responsabilidade legal do médico (...)".

Muito pode ser dito a respeito das lesões iatrogênicas que, em primeiro momento, podem parecer provenientes de erro médico. Depois, se estudadas com atenção e apuro, mostrar-se-ão como lesões que podem ter ocorrido de forma completamente independente de um atuar falho do médico, tendo em vista as características intrínsecas do paciente, que fogem por completo ao controle do profissional da Saúde.

Há certos procedimentos que, pela sua própria natureza, trazem uma carga de risco muito grande de vir a provocar uma certa lesão no paciente ou, até mesmo, de deixar sequelas. É preciso muito cuidado na análise de certos acontecimentos médicos, para que não sejam de

---

[12]MORAES, Irany Novah. Erro médico e a lei. Lejus, 1995.

forma prematura rotulados como erro. Mesmo os procedimentos menos invasivos podem, ainda sim, gerar lesões que são absolutamente independentes de um atuar negligente, imprudente ou imperito do médico.

A Medicina não é uma ciência exata. Ainda possui, apesar de todos os avanços, muitos mistérios indecifráveis para o homem. Não existe medicamento ou procedimento cirúrgico que garanta 100% de infalibilidade. Sendo a Medicina uma ciência com erros e acertos, o médico elege determinada conduta diante de um diagnóstico, porém, com a evolução positiva ou negativa do quadro do paciente, ele poderá modificar o tratamento no todo ou em parte. Devemos lembrar que podem ocorrer variações de um mesmo medicamento de um lote para outro e suas consequências não podem ser imputadas ao profissional da Saúde.

A amputação de uma perna para salvar uma vida, por exemplo, é uma lesão iatrogênica. Uma intubação orotraqueal, indicada em toda situação em que o controle definitivo da via aérea for necessário, poderá causar alguma lesão nas pregas vocais ou na laringe, o que seria uma lesão iatrogênica, mas não necessariamente em razão de um atuar falho ou fruto de um serviço defeituoso. Por ser um procedimento feito comumente em emergências, poderá acarretar um dano ao paciente, sem que tal dano seja encarado como uma conduta culposa.

Para melhor entendermos a iatrogenia, se faz importante ainda acrescentar que não há aqui a pretensão de dizer que não existem médicos imprudentes ou negligentes, mas apenas de esclarecer que a grande maioria desses profissionais é formada por estudiosos e abnegados pela ciência médica, que possuem extremada dificuldade de provar, em muitas situações, que não cometeram falha alguma. Os operadores do Direito do terceiro milênio não podem ignorar essas verdades. A ciência jurídica não pode ficar ancorada em teses e doutrinas do século XIX, sob pena de se estar negando justiça.

A ciência médica não é exata, posto que possui limitações físicas, morais e tecnológicas. Desse modo, podem ocorrer situações onde, mesmo o profissional utilizando todo o aparato disponível, venha a ocorrer uma situação imprevisível, nunca antes relatada nos livros ou nunca antes verificada naquele quadro clínico específico. Tal complicação, por ser imprevisível, é denominada caso fortuito, ou seja, a situação que não poderia ser esperada. O profissional não tinha como antever tal desdobramento. Nesse caso, estamos diante de uma causa que quebra o nexo causal entre o dano alegado e o atuar do profissional, sendo altamente relevante para o caso de responsabilidade civil. Da mesma forma, se a complicação for inevitável, mesmo que previsível, é então chamada de caso de força maior, que vem a ser a ocorrência que não pode ser evitada pelos esforços do homem.

Os estudos de iatrogenia para a área médica são como no mundo jurídico o estudo da jurisprudência, de maneira que a literatura aponta que determinadas complicações acontecem em certo percentual, independente do atuar falho do médico. Exemplos não nos faltam, como é o caso da chamada síndrome de pós-polipectomia na retirada de tumores durante os exames de colonoscopia por meio videoendoscópico. Neste procedimento, poderá ocorrer uma irritação do intestino pela cauterização do pólipo (tumor), sendo a síndrome um resultado que dependerá exclusivamente do organismo do paciente, e não da perícia do médico.

Na cirurgia de septoplastia, que visa a corrigir o desvio do septo nasal (nariz torto), o médico James B. Snow Jr., em *Controversy in Otolaryngology*, narra o fato de haver verificado em 5% dos casos estudados que, após a cirurgia, poderá haver a memória ou mola do septo, voltando o nariz à posição pré-operatória. Nas cirurgias de catarata também pode ocorrer que, em pacientes idosos, haja um deslocamento da retina, mesmo sendo o ato cirúrgico praticado dentro da correta técnica. Por fim, alguns estudos apontam para a rejeição da prótese pelo organismo do paciente, podendo a mesma vir a ser até expelida. O estudo da iatrogenia é fundamental por parte dos peritos judiciais e dos médicos legistas.

CAPÍTULO 6

RESPONSABILIDADE CIVIL PELA ORTOTANÁSIA

Não é tema moderno a questão do direito à morte. A discussão sobre o exercício do direito do ser humano de interferir no processo natural da morte – o único evento certo em nossas vidas – envolve a interrupção de sua própria vida, como também da vida de outra pessoa, sendo esta um familiar ou mesmo um paciente, antecipando a ocorrência da morte. Escolhe-se assim o momento em que se deseja fazer cessar a vida com o intuito de morrer na melhor hora ou, em outras palavras, de morrer da melhor forma. Abordaremos aqui as implicações legais que tal atitude pode acarretar tanto para o médico como para o familiar. Nossa discussão será capitaneada pelo princípio da dignidade da pessoa, seja pela manutenção de sua vida ou pela hombridade da forma de sua morte.

> *"Morrer... dormir, não mais.*
> *Dizer que rematamos com um sono a angústia*
> *E as mil pelejas naturais – herança do homem:*
> *Morrer para dormir... é uma consumação*
> *Que bem merece e desejemos com fervor.*
> *Dormir... talvez sonhar: eis quando surge o obstáculo*
> *Pois quando livres do tumulto da existência".*
>
> Shakespeare[13]

---

[13] Hamlet, ato III.

O escritor português José Saramago, em *As intermitências da morte*, nos leva a uma viagem surreal que se inicia com a frase: "No dia seguinte, ninguém morreu". Daí por diante, o autor nos conduz em uma interessante divagação sobre a vida e a morte. Na obra de ficção, simplesmente ninguém mais morre, o que à primeira vista parece ser uma benção ou uma alegria. Porém, o revés se apresenta em poucas horas, quando o fato de ninguém morrer se torna um verdadeiro tormento. Faltam leitos em hospitais, já que acidentados graves não se recuperam nem morrem e pacientes terminais ficam agonizando, sem fim, entre outras situações, demonstrando a importância da morte em nossas vidas.

Outras obras de ficção também dão conta do quão significativa é a morte para nossas vidas, tais como os filmes *À espera de um milagre* (*The green mile*), do escritor Stephen King, e *O homem bicentenário* (*Bicentennial man*), de Isaac Asimov. Em ambos, os protagonistas sofrem por não morrer e observam, ao longo de décadas, todos os seus amigos e amores partirem enquanto eles ficam presos em uma "vida eterna". Não poderíamos omitir outra obra que, com rara maestria, aborda a morte: *Vanilla sky*, uma refilmagem de *Abre los ojos*. Um jovem rico e desiludido firma um funesto contrato com uma empresa para morrer e passar a viver um "sonho lúcido", realizando tudo que não pôde em sua vida. Toda a sua "vida de morto" caminha para um inesquecível despertar para o valor da efemeridade da vida.

Ficção à parte, o homem sempre tomou consciência de que a vida é passageira, rápida e veloz e, assim, tenta prolongar ao máximo sua permanência na Terra. A Medicina muito tem colaborado neste sentido, inventando e produzindo equipamentos, como o desfibrilador cardíaco, o *doppler* vascular, a unidade móvel de emergência, o aspirador cirúrgico, o reanimador manual, o monitor cardíaco e a ventilação mecânica, entre outros, que hodiernamente são comuns e indispensáveis nas unidades de tratamento intensivo dos nossos hospitais.

A qualidade dos procedimentos, aliados às novas medicações e aos aparelhos de apoio, proporciona uma sobrevida ao paciente, podendo mantê-lo vivo por um longo período, considerando a patologia e o seu quadro hemodinâmico. O paciente pode ficar ligado à vida por tempo indeterminado através de delgados fios elétricos, tão finos como o fio da vida, que pode ser rompido a qualquer momento por uma infinidade de fatores. Todos estamos sujeitos a esse quadro.

O homem tende a pensar nas possibilidades de cura e de estabelecer esperanças. Imagina que se a vida daquele familiar acamado for preservada por mais um ou dois anos, com a ajuda dos aparelhos e dos medicamentos, a Medicina poderá, finalmente, encontrar a cura para o mal que caiu sobre ele, salvando sua vida e recuperando o convívio junto com os seus. Assim, lutamos para retardar o processo da morte. Esta, por ironia, se inicia junto com o surgimento da vida. Como o momento apoteótico da existência humana, o corpo, ao completar o seu ciclo ou levado ao esgotamento por uma doença grave ou lesão fatal, termina o seu ciclo biológico, encerrando sua existência, na forma do artigo 6º do Código Civil:

A eutanásia é o termo mais comum para denominar a abreviação da vida pela decisão de morrer. Entretanto, o que chamamos de eutanásia pode não ser assim configurado. A palavra eutanásia deriva do grego *euthanasia* (*eu* = bem; *thanatos* = morte) que significa "boa morte, morte fácil, morte doce, sem dor nem sofrimento", ou, ainda "morte grata ou desejada". Teologicamente, significa "morte em estado de graça"[14]. Atualmente, eutanásia significa "morte provocada por sentimento de piedade à pessoa que sofre". Age-se sobre a morte, antecipando-a.

Somente configurar-se-á eutanásia quando ocorrer a morte movida por compaixão, piedade ou sentimento humanístico, em relação ao paciente em **estado terminal**, vitimado por doença incurável e causadora de intenso sofrimento. A eutanásia é provocada por parentes, amigos e médicos do paciente[15]. Sendo possível a cura, afasta-se a possibilidade de eutanásia.

Conforme nos ensina Lima Neto, a discussão sobre o tema prosseguiu ao longo de toda a história da humanidade, com a participação de Lutero, Thomas Morus (*Utopia*), David Hume (*Of suicide*), Karl Marx (*Medical euthanasia*), Schopenhauer e Immanuel Kant, entre outros. Felberg relata que as discussões sobre a ética da eutanásia remontam ao início da civilização greco-romana e que filósofos, como Sir Thomas More e Francis Bacon, já defendiam a prática da eutanásia ativa entre seus contemporâneos.

A eutanásia já foi utilizada por povos e governantes para retirar da sociedade o ônus de manter pessoas incapazes de produzir, criando atraso do ponto de vista econômico, gerando a necessidade de medicamentos, espaço e atenção, e eliminando um custo causado pelo doente terminal que acaba sendo suportado pelos demais membros da sociedade. Hoje, é permitida legalmente na Holanda, nos Estados Unidos (no estado do Oregon) e na Colômbia.

Adolf Hitler se notabilizou pela prática da eutanásia eugênica, mas isso merece esclarecimentos, pois não se considera eutanásia a prática social da morte por motivos ideológicos e políticos. Todas as discussões levam essa prática abominável à denominação mistanásia (morte miserável, determinada por exclusão social), devido à conduta racista e antissemita do Nazismo. Ela consistia na perseguição e assassinato de Testemunhas de Jeová, eslavos, poloneses, ciganos, homossexuais, deficientes físicos e mentais, judeus e negros, gerando o conhecido Holocausto. É oportuno destacar que a palavra *holocausto* era atribuída para sacrifícios feitos a Deus, conforme vários relatos do Velho Testamento, que se consubstanciava na imolação corpórea de animais mortos. A palavra foi adaptada, após a Segunda Guerra Mundial, para a versão com a inicial maiúscula, como grande desgraça que recaiu sobre os homens.

---

[14]MORALES, 1933. p.19.
[15]MOTA, 2009.

Considerado o pai da Medicina, Hipócrates[16], em seu juramento, apregoou que o médico não pode usar seus conhecimentos para a morte, mas somente para a cura. Nesse sentido, a Medicina dispõe de outro meio para prolongar a vida ou evitar a morte: a distanásia (*dys* = mal; *thanatos* = morte), que é o prolongamento artificial do processo de morte e, por consequência, prorroga também o sofrimento do moribundo. Muitas vezes, o desejo de recuperação do doente a todo custo, em vez de ajudar ou permitir uma morte natural, acaba prolongando sua agonia.

Objetivando manter a vida do paciente terminal, a Medicina passou a advogar em favor da distanásia, expressão utilizada pela primeira vez em 1904, por Morache, em seu livro *Naisance et mort*, publicado em Paris, em 1942. Distanásia é a forma de prologar a vida de modo artificial, sem perspectiva de cura ou melhora, onde o paciente é mantido vivo por estar ligado a um ou vários aparelhos. O custo financeiro para manter um paciente em tal condição é muito elevado, acarretando em altos custos para os familiares, planos de saúde ou cofres públicos, no caso de ser um hospital patrocinado pelo Sistema Único de Saúde (SUS).

Por um lado, há quem defenda que a distanásia não seja uma atitude de misericórdia ou amor, mas sim uma tortura, tanto para o paciente como para seus familiares, que eternizam o sofrimento de ver um familiar preso a um leito hospitalar, vegetando, sem esperança. Há também quem veja a distanásia como um despropósito, uma vez que o termo *vida* deve expressar alegria, prazer, descobertas, convívio, sonho, realização e outras expressões impraticáveis por quem se encontra imóvel em um leito de hospital.

Diante do exposto, é de fácil compreensão admitir que a distanásia está longe de ser a vida prolongada apresentada a nós pela ficção, embora, em alguns casos, eleve um pouco a temporalidade da vida. A distanásia se apresenta como uma situação intermediária, onde o homem acredita que está controlando o final da vida ou, ao menos, o início do estágio final da morte.

A distanásia pode proporcionar mais sofrimentos do que alegrias, quando o paciente não se liberta de sua dor e permanece agonizando no leito de morte. A Bioética, ciência que se propõe a estudar as implicações éticas sobre os procedimentos médicos, tem como princípio a "não maleficência". Vale dizer que um tratamento médico não pode causar ao paciente um sofrimento maior do que o experimentado pela própria doença que o atinge.

Variando de cultura para cultura, a distanásia é mais ou menos propagada no meio médico, não estando ligada à necessidade do paciente, mas, sim, aos princípios de cada sociedade. Estes são forjados, levando-se em conta fatores como condição econômica e número de pacientes internados, o que pode variar por questões de catástrofes naturais ou por conflitos armados internos. Assim, a distanásia tanto pode preparar o paciente e seus familiares para a morte, como também aumentar o sofrimento das mesmas pessoas, que passam a viver todos os dias com a funesta expectativa da morte de um ente querido.

---

[16]Considerado por muitos como a figura mais importante da história da Saúde. De origem grega, nasceu em Cós (460 a.C) e morreu em Tessália, (377 a.C).

Apresentando-se como lados de uma moeda, encontramos a ortotanásia em contraponto com a distanásia. Após estudarmos a eutanásia, que seria a redução da vida, e a distanásia, que é o pseudo prolongamento da vida, passaremos à ortotanásia, objeto deste capítulo e que estaria no meio termo entre os conceitos acima abordados.

A ortotanásia, da junção de *orto* (certo) e *thanatos* (morte), seria a morte correta, no que tange ao tempo de duração da vida, sem o prolongamento artificial do processo de morte, que ocorreria de uma forma natural. O CFM publicou no *Diário Oficial da União*, em 29 de novembro de 2006, a resolução 1.805/2006, que trata do procedimento médico denominado ortotanásia. De acordo com ela, não é uma violação ética o fato de o médico suspender tratamento inútil e doloroso que prolongue a vida de doente em fase terminal, devendo ser respeitada sua vontade ou a da família. Acredito ser oportuna a transcrição da resolução, conforme segue:

RESOLUÇÃO DO CFM 1.805/2006

O Conselho Federal de Medicina, no uso das atribuições conferidas pela lei 3.268, de 30 de setembro de 1957, alterada pela lei 11.000, de 15 de dezembro de 2004, regulamentada pelo decreto 44.045, de 19 de julho de 1958, e:

• Considerando que os conselhos de Medicina são ao mesmo tempo julgadores e disciplinadores da classe médica, cabendo-lhes zelar e trabalhar por todos os meios ao seu alcance pelo perfeito desempenho ético da Medicina e pelo prestígio e bom conceito da profissão e dos que a exerçam legalmente;

• Considerando o artigo 1º, inciso III, da Constituição Federal, que elegeu o princípio da dignidade da pessoa humana como um dos fundamentos da República Federativa do Brasil;

• Considerando o artigo 5º, inciso III, da Constituição Federal, que estabelece que "ninguém será submetido a tortura nem a tratamento desumano ou degradante";

• Considerando que cabe ao médico zelar pelo bem-estar dos pacientes;

• Considerando que o artigo 1º da resolução do CFM 1.493, de 20 de maio de 1998, determina ao diretor clínico adotar as providências cabíveis para que todo paciente hospitalizado tenha o seu médico assistente responsável, desde a internação até a alta;

• Considerando que incumbe ao médico diagnosticar o doente como portador de enfermidade em fase terminal;

• Considerando, finalmente, o decidido em reunião plenária de 9 de novembro 2006,

Resolve:

Artigo 1º – É permitido ao médico limitar ou suspender procedimentos e tratamentos que prolonguem a vida do doente em fase terminal, de enfermidade grave e incurável, respeitada a vontade da pessoa ou de seu representante legal.

Parágrafo 1º. O médico tem a obrigação de esclarecer ao doente ou a seu representante legal as modalidades terapêuticas adequadas para cada situação.

Parágrafo 2º. A decisão referida no *caput* deve ser fundamentada e registrada no prontuário. Parágrafo 3º. É assegurado ao doente ou a seu representante legal o direito de solicitar uma segunda opinião médica.

Artigo 2º – O doente continuará a receber todos os cuidados necessários para aliviar os sintomas que levam ao sofrimento, assegurada a assistência integral, o conforto físico, psíquico, social e espiritual, inclusive assegurando-lhe o direito da alta hospitalar.

Artigo 3º – Esta resolução entra em vigor na data de sua publicação, revogando-se as disposições em contrário.

Devemos trazer a lume as razões que levaram o CFM a produzir tal resolução. Para tanto, destacamos alguns pontos da exposição de motivos por acreditarmos que assim conseguiremos captar o espírito norteador dos conselheiros ao editarem tal norma:

"A Medicina atual vive um momento de busca de sensato equilíbrio na relação médico-enfermo. A ética médica tradicional, concebida no modelo hipocrático, tem forte acento paternalista. Ao enfermo cabe, simplesmente, obediência às decisões médicas, tal qual uma criança deve cumprir sem questionar as ordens paternas. Assim, até a primeira metade do século XX, qualquer ato médico era julgado, levando-se em conta apenas a moralidade do agente, desconsiderando-se os valores e as crenças dos enfermos. Somente a partir da década de 1960 os códigos de ética profissional passaram a reconhecer o doente como um agente autônomo.

À mesma época, a Medicina passou a incorporar, com muita rapidez, um impressionante avanço tecnológico. Unidades de terapia intensiva (UTIs) e novas metodologias criadas para aferir e controlar as variáveis vitais ofereceram aos profissionais a possibilidade de adiar o momento da morte. (...)

Bernard Lown, em seu livro A arte perdida de curar, *afirma: 'As escolas de Medicina e o estágio nos hospitais os preparam (os futuros médicos) para tornarem-se oficiais-maiores da Ciência e gerentes de biotecnologias complexas. Muito pouco se ensina sobre a arte de ser médico. Os médicos aprendem pouquíssimo a lidar com a morte. A realidade mais fundamental é que houve uma revolução biotecnológica que possibilita o prolongamento interminável do morrer'.*

O poder de intervenção do médico cresceu enormemente, sem que, simultaneamente, ocorresse uma reflexão sobre o impacto dessa nova realidade na qualidade de vida dos enfermos. (...) Ocorre que nossas UTIs passaram a receber, também, enfermos portadores de doenças crônico-degenerativas incuráveis, com intercorrências clínicas mais diversas e que são contemplados com os mesmos cuidados oferecidos aos agudamente enfermos. Se para os últimos, com frequência, pode-se alcançar plena recuperação, para os crônicos pouco se oferece além de um sobreviver precário e, às vezes, não mais que vegetativo. É importante ressaltar que muitos enfermos, vítimas de doenças agudas, podem evoluir com irreversibilidade do quadro. Somos expostos à dúvida sobre o real significado da vida e da morte. (...)

Aprendemos muito sobre tecnologia de ponta e pouco sobre o significado ético da vida e da morte. (...) Despreparados para a questão, passamos a praticar uma Medicina que subestima o conforto do enfermo com doença incurável em fase terminal, impondo-lhe longa e sofrida agonia. Adiamos a morte às custas de insensato e prolongado sofrimento para o doente e sua família. (...)

No Brasil, há muito o que fazer com relação à terminalidade da vida. Devem ser incentivados debates com a sociedade e com os profissionais da área da Saúde sobre a finitude do ser humano. É importante que se ensine aos estudantes e aos médicos, tanto na graduação quanto na pós-graduação e nos cursos de aperfeiçoamento e de atualização, as limitações dos sistemas prognósticos, como utilizá-los, como encaminhar as decisões sobre a mudança da modalidade de tratamento curativo para a de cuidados paliativos, como reconhecer e tratar a dor, como reconhecer e tratar os outros sintomas que causam desconforto e sofrimento aos enfermos, o respeito às preferências individuais e às diferenças culturais e religiosas dos enfermos e seus familiares e o estímulo à participação dos familiares nas decisões sobre a terminalidade da vida. Ressalte-se que as escolas médicas moldam profissionais com esmerada preparação técnica e nenhuma ênfase humanística. (...)

Diante dessas afirmações, torna-se importante que a sociedade tome conhecimento de que certas decisões terapêuticas poderão apenas prolongar o sofrimento do ser humano até o momento de sua morte, sendo imprescindível que médicos, enfermos e familiares, que possuem diferentes interpretações e percepções morais de uma mesma situação, venham a debater sobre a terminalidade humana e sobre o processo de morrer.

Torna-se vital que o médico reconheça a importância da necessidade da mudança do enfoque terapêutico diante de um enfermo portador de doença em fase terminal, para o qual a Organização Mundial da Saúde preconiza que sejam adotados os cuidados paliativos, ou seja, uma abordagem voltada para a qualidade de vida tanto dos pacientes quanto de seus familiares frente a problemas associados a doenças que põem em risco a vida. A atuação busca a prevenção e o alívio do sofrimento, através do reconhecimento precoce, de uma avaliação precisa e criteriosa e do tratamento da dor e de outros sintomas, sejam de natureza física, psicossocial ou espiritual".

No tocante às argumentações dos médicos, o Ministério Público Federal propôs uma ação civil pública perante a 14ª Vara da Justiça Federal de Brasília, processo 2007.34.00.014809-3, objetivando proibir a utilização de tal medida, uma vez que o CFM não tem poder de regulamentar como conduta ética uma conduta tipificada como crime.

O magistrado, ao decidir a causa, afirmou: "(...) a questão é complexa e polêmica, como se infere da petição inicial, que tem nada menos que 129 folhas, vindo instruída com os documentos de folhas 133 a 296, bem assim das informações preliminares do réu, que têm 19 folhas e são instruídas com os documentos encartados em dois volumes de autos, totalizando mais de 400 folhas. Na verdade, trata-se de questão imensamente debatida no mundo inteiro. Lembre-se, por exemplo, da repercussão do filme espanhol *Mar adentro* e do americano *Menina de ouro*. E o debate não vem de hoje, nem se limita a alguns campos do conhecimento humano, como o Direito ou a Medicina, pois sobre tal questão há inclusive manifestação da Igreja, conforme a *Declaração sobre a Eutanásia*, da Sagrada Congregação para a Doutrina da Fé, aprovada em 5 de maio de 1980, no sentido de que 'na iminência de uma morte inevitável, apesar dos meios usados, é lícito em consciência tomar a decisão de renunciar a tratamentos que dariam somente um prolongamento precário e penoso da vida, sem, contudo, interromper os cuidados normais devidos ao doente em casos seme-lhantes. Por isso, o médico não tem motivos para se angustiar, como se não tivesse prestado assistência a uma pessoa em perigo'(...)".

Entretanto, analisada a questão superficialmente, como convém em sede de tutela de urgência, e sob a perspectiva do Direito, tenho para mim que a tese trazida pelo CFM nas suas informações preliminares. Segundo ela, a ortotanásia não antecipa o momento da morte, mas permite tão somente a morte em seu tempo natural e sem utilização de recursos extraordinários postos à disposição pelo atual estado da tecnologia. Estes ape-nas adiam a morte com sofrimento e angústia para o doente e sua família, não elidem a circunstância pela qual tal conduta parece caracterizar crime de homicídio no Brasil, nos termos do artigo 121 do Código Penal. E parece caracterizar crime porque o tipo penal previsto, neste artigo, sempre abrangeu e parece abranger, ainda, tanto a eutanásia como a ortotanásia, a despeito da opinião de alguns juristas consagrados em sentido contrá-rio. Tanto assim que, como bem observou o representante do Ministério Público Federal em sua bem-elaborada petição inicial, tramita no Congresso Nacional o "anteprojeto de reforma da parte especial do Código Penal, colocando a eutanásia como privilégio ao homicídio e descriminando a ortotanásia".

Desse modo, a glosa da ortotanásia do mencionado tipo penal não pode ser feita mediante resolução aprovada pelo CFM, ainda que essa resolução venha de encontro aos anseios de parcela significativa da classe médica e até mesmo de outros setores da socie-dade. Essa glosa há de ser feita, como ocorreu em outros países, mediante lei aprovada pelo Parlamento, havendo inclusive projeto de lei nesse sentido tramitando no Congresso Nacional. Em última análise, para suprir a ausência de lei específica, a glosa pode ser "ju-dicializada" por meio de provocação ao Supremo Tribunal Federal (STF), como aconte-ceu, por exemplo, na arguição de descumprimento de preceito fundamental 54, ajuizada em 17 de junho de 2004 pela Confederação Nacional dos Trabalhadores na Saúde e na qual se discute se ocorre crime de aborto no caso de anencéfalo. Registro, para efeito de documentação, a ementa do acórdão proferido em questão de ordem na referida ação constitucional:

STF, ADPF-QO 54. Relator: Ministro Marco Aurélio
Plenário: J – 27 de abril de 2005; DJ – 31 de agosto de 2007

ADPF. Adequação. Interrupção da gravidez. Feto anencéfalo. Política judiciária. Macro-processo.

Tanto quanto possível, há de ser dada sequência a processo objetivo, chegando-se, de imediato, a pronunciamento do Supremo Tribunal Federal. Em jogo, valores consagrados na lei fundamental – como os da dignidade da pessoa humana, da saúde, da liberdade e autonomia da manifestação da vontade e da legalidade, considerados a interrupção da gravidez de feto anencéfalo e os enfoques diversificados sobre a configuração do crime de aborto, adequada surge a arguição de descumprimento de preceito fundamental.

ADPF. Liminar. Anencefalia. Interrupção da gravidez. Glosa penal. Processos em curso. Suspensão.

Pendente de julgamento a arguição de descumprimento de preceito fundamental, processos criminais em curso, em face da interrupção da gravidez no caso de anencefalia, devem ficar suspensos até o crivo final do Supremo Tribunal Federal.

ADPF. Liminar. Anencefalia. Interrupção da gravidez. Glosa penal. Afastamento. Mitigação.

Na dicção da ilustrada maioria, entendimento em relação ao qual guardo reserva, não prevalece, em arguição de descumprimento de preceito fundamental, liminar no sentido de afastar a glosa penal relativamente àqueles que venham a participar da interrupção da gravidez no caso de anencefalia.

À luz dessas considerações, o aparente conflito entre a resolução questionada e o Código Penal é bastante para reconhecer a relevância do argumento do Ministério Público Federal. Dizer se existe ou não conflito entre a resolução e o Código Penal é questão a ser enfrentada na sentença. Mas o mero surgimento desse conflito já é bastante para impor a suspensão da resolução do CFM 1.805/2006, ainda mais quando se considera que sua vigência, iniciada com a publicação no *Diário Oficial da União* em 28 de novembro de 2006, traduz o *placet* do CFM com a prática da ortotanásia. Ou seja, traduz o *placet* do CFM com a morte de pessoas doentes, o que é irreversível, e não pode aguardar a solução final do processo para ser tutelada judicialmente.

Observamos, assim, que o nosso Poder Judiciário está cauteloso no que diz respeito à ortotanásia, que tenta se apresentar como um avanço científico em prol do paciente e de seus familiares. Considere-se, entretanto, que ainda não foi recepcionado por nosso ordenamento jurídico, devendo assim não ser praticado pelo profissional da Saúde sob pena de afrontamento ao Código Penal e consequente punição.

A tentativa de descriminalizar a eutanásia ou a sua forma mais branda, a ortotanásia, tem ocorrido em vários países cujas casas legislativas vêm optando pela preservação da vida, mesmo que com qualidade questionável. No Canadá, a eutanásia é proibida no artigo 14 do *Criminal Code*, que equivale ao nosso Código Penal, onde se afirma que nenhuma pessoa tem o direito de consentir que outro lhe retire a vida, que é um bem indisponível, como também entendemos aqui no Brasil. Nossos irmãos de Portugal consideram a eutanásia como um homicídio privilegiado, tendo a pena de prisão reduzida para o máximo de três anos, conforme o artigo 134 do Código Penal Português:

Código Penal Português
Artigo 134 – Homicídio a pedido da vítima.
I - Quem matar outra pessoa determinado por pedido sério, instante e expresso que ela lhe tenha feito, é punido com pena de prisão até três anos.
II - A tentativa é punível.

No Uruguai, a eutanásia é chamada de homicídio piedoso. O juiz tem o poder legal de exonerar o autor do delito de pena por entender ser uma causa de impunidade, ou seja, não retira o caráter ilícito do ato, apenas não se aplica a pena ao autor do fato, como verificamos no artigo 37 do Código Penal Uruguaio:

Código Penal Uruguaio
Artigo 37 – Do homicídio piedoso. Os juízes têm a faculdade de exonerar de castigo o sujeito de antecedentes honoráveis, autor de um homicídio efetuado por motivos de piedade, mediante súplicas reiteradas da vítima[17].

Nosso outro vizinho do Mercosul, a Argentina, considera a eutanásia como suicídio, igual aos Estados Unidos, com pena de prisão, que pode variar de um a quatro anos, na forma do artigo 83:

---

[17]Artigo traduzido do original:
Artículo 37 – Del homicidio piadoso. Los jueces tiene la facultad de exonerar de castigo al sujeto de antecedentes honorables, autor de un homicidio efectuado por móviles de piedad, mediante súplicas reiteradas de la victima.

Código Penal Argentino
Artigo 83 – Será reprimido com prisão de um a quatro anos aquele que instigar o outro ao suicídio e ajudá-lo a cometê-lo, se o suicídio tiver sido tentado ou consumado[18].

Os argentinos chegam a prever no Código de Ética Médica que nenhum médico tem autorização para praticar a eutanásia, devendo aliviar o sofrimento do paciente utilizando os recursos terapêuticos indicados para cada caso, conforme transcrevemos a seguir:

Código de Ética Médica da Argentina
O Código de Ética Médica da Confederação Médica da República Argetina diz que: (...)
Artigo 117 – Em nenhum caso o médico está autorizado a abreviar a vida do enfermo, mas sim a aliviar sua enfermidade mediante os recursos terapêuticos do caso[19].

Nos Estados Unidos, cada estado tem autonomia de elaborar sua própria legislação sobre o assunto. Assim, os estados do Oregon, Washington e Montana já aprovaram a prática do chamado "suicídio assistido". A discussão propiciada pela temática envolve também o Brasil. O anteprojeto do Código Penal, na comissão nomeada pelo ministro Íris Rezende, criou o parágrafo 4º do artigo 121 com a seguinte redação:

Código Penal
Artigo 121 – (...) Parágrafo 4º. Não constitui crime deixar de manter a vida de alguém por meio artificial, se previamente atestada por dois médicos a morte como iminente e inevitável, e desde que haja consentimento do paciente, ou na sua impossibilidade, de ascendente, descendente, cônjuge, companheiro ou irmão.

O presente anteprojeto não se coaduna com o ordenamento jurídico atual, sendo sua aplicabilidade impossível, sem falar das questões morais que desgastariam os políticos diante da sociedade civil. Outro projeto de lei está atualmente na Câmara dos Deputados, sob a rubrica de proposição PL3.002/2008, da autoria de Hugo Leal, aguardando designação de relator, cujo teor transcrevo a seguir:

---

[18]Artigo traduzido do original:
Artículo 83 – Será reprimido con prisión de uno a cuatro años el que instigare a otro al suicidio o le ayudar a cometerlo, si el suicidio se hubiese tentado o consumado.
[19]Artigo traduzido do original:
El Código de Ética Médica de la Confederación Médica de la República Argentina dice en él: (...)
Artículo 117 – En ningún caso el médico está autorizado a abreviar la vida del enfermo, sino a aliviar su enfermedad mediante los recursos terapéuticos del caso.

PROJETO DE LEI 3.002/2008

Regulamenta a prática da ortotanásia no território nacional brasileiro. O Congresso Nacional decreta:

Artigo 1º – Esta lei regulamenta a prática da ortotanásia no território nacional brasileiro.

Artigo 2º – Aplicam-se a esta lei as seguintes definições:

I – Ortotanásia: suspensão de procedimentos ou tratamentos extraordinários, que têm por objetivo unicamente a manutenção artificial da vida de paciente terminal, com enfermidade grave e incurável;

II – Procedimento ou tratamento extraordinário: procedimento ou tratamento não usual e cujo único objetivo é prolongar artificialmente a vida; (...)

Artigo 3º – É permitida ao médico assistente a prática da ortotanásia, mediante solicitação expressa e por escrito do doente ou seu representante legal. (...)

Artigo 8º – Os médicos, auxiliares de saúde e demais profissionais que participarem da prática da ortotanásia, estritamente na forma prescrita por esta lei, não serão responsabilizados, civil ou penalmente, por seus atos, ressalvados os excessos comprovadamente cometidos. (...)

Artigo 12 – É expressamente vedada a percepção de honorários adicionais ou específicos em razão do acompanhamento de ortotanásia, além daqueles normalmente contratados.

Artigo 13 – Esta lei entrará em vigor 180 dias após a data de sua publicação oficial.

Em conveniência com o nosso propósito, destacamos que o teor do presente projeto de lei apenas se aplica para pacientes com doenças graves incuráveis, cujo tratamento visa apenas ao prolongamento artificial da vida. Infelizmente, o legislador não buscou definir o perfil do paciente e, de forma simplória, se ateve ao quadro da doença.

Para melhor ilustrar, imaginemos a seguinte situação hipotética: o paciente está vivo devido a procedimento artificial, porém lúcido e sem dores. Pela proposta acima, tal paciente pode ser morto via ortotanásia, pois alguém poderá compreender a sua situação como extraordinária. De outro modo, aquele paciente que, com fortes dores, igualmente incurável, que não esteja ligado a nenhum aparelho, não pode ter seu sofrimento abreviado pela ortotanásia.

A meu ver, mesmo que de forma simplória, tal propositura estaria beneficiando mais à operadora de saúde, que teria um custo cortado com a morte do paciente, do que aquele doente que poderia enfrentar um quadro dramático de dor, mas impedido de se beneficiar com a ortotanásia.

Elevado ao status de princípio fundamental da república, a dignidade do ser humano vem inserida em nossa Constituição Federal no inciso III do artigo 1º e representa um dos três sustentáculos da república, ao lado da soberania e da cidadania. Ao positivar a dignidade do indivíduo como fundamento republicano, o legislador optou por retirar tal preceito da esfera normativa, elevando-o a uma condição superior à norma legal, posto que não é mero dispositivo e, sim, um fundamento ético, tornando-se uma cláusula pétrea, que, no dizer de Boff, "são fundamentos que definem e caracterizam a orientação política do Estado".

Dessa forma, devemos observar uma dupla situação: a prática da distanásia fere o princípio da dignidade humana por submeter o paciente a uma situação dolorosa e indigna na medida em que medicamentos e aparelhos prolongam o inevitável. O artigo 5º, inciso III, da Constituição Federal estabelece que "ninguém será submetido a tortura nem a tratamento desumano ou degradante". Nesse mesmo entendimento pode estar a ortotanásia, uma vez que a decisão pela retirada dos aparelhos e procedimentos correlatos pode ser entendida como um abandono à própria sorte.

Ao decidir pela ortotanásia, a prática médica pode ser entendida como deixar o paciente sem o devido tratamento médico, sofrendo até ser finalmente ceifado pela morte. É inaceitável o argumento de que o paciente poderia optar por tal prática, uma vez que, ao enfrentar uma situação de doença terminal, ele ficaria incapaz de praticar sua autodeterminação pelo seu estado emocional, sendo considerado absolutamente incapaz, na forma do artigo 3º do Código Civil:

> *Código Civil*
> **Artigo 3º** – São absolutamente incapazes de exercer pessoalmente os atos da vida civil: (...)
> **III** – Os que, mesmo por causa transitória, não puderem exprimir sua vontade.

Um paciente terminal certamente não estará em condições de exprimir sua vontade, ao estar sedado ou sobre o efeito de forte medicamento ou forte emoção, fatores que causariam uma distorção da realidade, deixando-o desorientado. Como afirma a resolução, devem ser tomadas medidas necessárias para afastar a dor do paciente, porém, a morte não pode ser retardada inutilmente pelo médico assistente do paciente terminal. Do ponto de vista médico, a ortotanásia se daria quando o doente já se encontra em processo natural de morte, sem que o médico venha a prolongar a sobrevida do paciente através de aparelhos e/ou medicamentos que não trarão a cura, apenas retardar-se-á a morte.

Sem dúvida, a questão é nova. O interessante é que ela surge não com as inovações tecnológicas, uma vez que os novos equipamentos da Medicina moderna implementaram a distanásia como recurso obrigatório à prática médica que disponha destes recursos. Dessa prática e das suas consequências, originou-se a possibilidade da prática da ortotanásia pelo sentimento de piedade e pelo alto custo para manter o paciente vivo. Atente-se aqui que tal prática pode ser entendida como o outro lado da distanásia.

Pela natureza inovadora do tema e pelas necessidades já elencadas, são inevitáveis as discussões morais, políticas e econômicas envolvendo as suas implicações legais. Imaginemos uma junta médica desligando um aparelho de um paciente terminal. Estaria de fato cometendo o homicídio previsto no Código Penal (artigo 121), cuja pena é de reclusão de seis a 20 anos, com a atenuante do parágrafo 1º, por estar o agente cometendo o crime impelido de relevante valor moral por não suportar o sofrimento do paciente, com redução de um sexto a um terço da pena. Em caso de ser a pedido do paciente, configuraria um auxílio ao suicídio, previsto no artigo 122, cuja pena é de reclusão de dois a seis anos, tendo a pena duplicada caso a vítima tenha sua capacidade de resistência diminuída devido ao seu estado de saúde, na forma do inciso II do parágrafo único do mesmo artigo. Assim, a pena por ortotanásia oscila em quatro anos de reclusão, ou seja, iniciando por regime fechado. Se algum familiar houver solicitado a prática de tal procedimento, poderá ser excluído da herança que o falecido venha a deixar, na forma do inciso I do artigo 1.814 do Código Civil.

Alguns autores descrevem a ortotanásia como "a morte na hora certa", sem a intervenção humana, liberando o indivíduo do sofrimento e da tortura de uma distanásia. Ora, por qual motivo não aprovamos a pena de morte no plebiscito de 2004? Aprendemos com algumas lições históricas como, por exemplo, a ocorrida há aproximadamente 2 mil anos, quando Nero condenou Paulo à morte. Ocorrido há tanto tempo, ainda hoje chamamos nossos filhos de Paulo e nossos cães de Nero.

Devemos respeitar a dignidade do ser humano, o indelével direito à vida e, acima de tudo, o curso natural da vida, para que a morte venha na hora certa. Até lá, deve a Medicina fazer todo o possível para afastar o sofrimento e a dor do paciente terminal, por questão de respeito ao semelhante e de respeito à própria natureza humana. Nos termos das palavras de Santo Agostinho: "Nunca é lícito matar o outro: ainda que ele o quisesse, mesmo se ele o pedisse (...) nem é lícito sequer quando o doente já não estivesse em condições de sobreviver".

O tema não é novo, mas hoje conota abordagens diferenciadas. Possui uma carga subjetiva bem elevada, sendo cada caso de uma distinção peculiar. Entendemos, porém, que devemos estar atentos para o verdadeiro motivo capitaneador de cada ato, que pode ser motivado por um elevado grau de humanismo, com consciência e respeito ao próximo ou, inversamente, ser baseado em questões financeiras, como o custo da manutenção do tratamento ou, ainda, questões de herança. Convém ao operador do Direito examinar cada caso com isenção, sem convicções pré-concebidas, permitindo, assim, aplicar ao caso concreto o melhor no espírito da Lei.

Na forma como se apresenta hoje em nosso ordenamento jurídico, o profissional da Saúde que praticar a eutanásia ou a ortotanásia responderá criminalmente pelo crime de homicídio e, como consequência, terá o dever de indenizar as vítimas do morto, com base no já abordado dano reflexo.

CAPÍTULO 7

O PERITO JUDICIAL NA AÇÃO
DE INDENIZAÇÃO

Ao se ajuizar uma ação de indenização por suposto erro médico, o autor deverá apresentar todas as provas que tiver ao seu alcance, como laudos de exames, declarações médicas, comprovantes de despesas com medicamentos, pagamento de consultas, compra de próteses, fisioterapias realizadas, cópia do prontuário médico e tudo mais que assegure a existência do seu direito.

Ocorre que o somatório de todos os documentos descritos acima, *per si*, não é suficiente para convencer o juiz de que efetivamente houve uma falha na prestação do serviço capaz de acarretar em uma condenação do médico assistente ao pagamento de uma indenização, devido às peculiaridades técnicas intrínsecas neste tipo de processo.

Como a parte ré não declarará em juízo que realmente errou, o juiz deverá recorrer a um profissional com capacidade técnica para avaliar o caso e afirmar, de modo imparcial e isento, se houve ou não um erro profissional que enseje uma indenização. Nessa hora, entra em cena o perito judicial.

As disposições legais acerca do perito judicial estão elencadas nos artigos 145 e 420 ao 439, todos do Código de Processo Civil. Quando a prova a ser produzida no processo depender de conhecimento técnico ou científico, o juiz deve nomear um perito, ou seja, um profissional de nível superior, devidamente inscrito no órgão de classe respectivo. A lei não é clara quanto ao título de especialista. Assim, um processo que verse sobre cirurgia plástica poderá ter como perito judicial um pediatra, por exemplo. Caberá ao *expert* se declarar incompetente caso não se sinta capacitado para atuar naquele processo específico por ser matéria que não domina.

O juiz é a figura central do processo. Todas as provas têm como objetivo permitir que o julgador forme seu convencimento. Portanto, é para ele que as provas são produzidas. Dessa forma, poderá o juiz dispensar a prova pericial na forma do artigo 420 do Código de Processo Civil, nos seguintes casos:

> *Código de Processo Civil*
> **Artigo 420 – (...)**
> I – A prova do fato não depender do conhecimento especial de técnico;
> II – For desnecessária em vista de outras provas produzidas;
> III – A verificação for impraticável.

Todavia, entendendo o juiz que a prova pericial é cabível, ele nomeará um perito de sua confiança, fixando um prazo para que o mesmo apresente o laudo sobre o caso. Compete, portanto, às partes autora e ré, dentro de cinco dias, indicarem um assistente técnico e apresentar quesitos para serem respondidos pelo perito, na forma do artigo 421 do Código de Processo Civil.

É bom frisar que o perito não está do lado do autor nem do lado do réu, pois deve manter-se equidistante para poder apresentar seu parecer de forma isenta e imparcial. Já os assistentes técnicos, que podem ser indicados pelas partes, têm o dever de representar os interesses de quem os contratar. Estes necessitarão mostrar os quesitos a serem respondidos, analisando o trabalho realizado pelo perito, com o qual poderão concordar ou discordar, no todo ou em parte, na forma do artigo 422 do Código de Processo Civil. O julgado do Tribunal de Justiça do Estado do Rio de Janeiro, que abaixo transcrevo, bem demonstra tal fato:

APELAÇÃO

Desembargador André Andrade
0002693-07.2005.8.19.0024
Julgamento: 29 de julho de 2009 – 7ª Câmara Cível

Ação de desapropriação. Inconformismo com o laudo pericial.
Alegação de que o perito não utilizou o melhor método para avaliar o valor das benfeitorias. O perito, como auxiliar técnico da Justiça, atua de forma imparcial na elaboração de laudos e informações. O assistente técnico da parte não apresenta a necessária imparcialidade nas suas avaliações. Recurso a que se nega provimento.

Como o perito deve ser imparcial, ele poderá recusar o encargo quando tiver motivo que possa comprometer seu trabalho, como, por exemplo, ser parente, amigo ou inimigo de uma das partes. Caso o próprio perito não se declarar impedido, caberá à parte interessada apresentar o impedimento, para que o juiz possa substituir o perito. O Tribunal de Justiça já se posicionou neste sentido:

AGRAVO DE INSTRUMENTO

Desembargador Luiz Felipe Francisco
0036337-71.2009.8.19.0000
Julgamento: 28 de julho de 2009 – 8ª Câmara Cível

Agravo de instrumento. Ação de obrigação de fazer. Destituição de perito judicial. Quebra de confiança.

Comprometimento da parcialidade do *expert* do juízo. Isso porque o direito à prova é um dos mais respeitados postulados inerentes à garantia política do devido processo legal, como preceitua o artigo 5º da Constituição da República, pilar fundamental do sistema processual contemporâneo. Afastamento que se impõe. Comprometimento da formação do convencimento do magistrado. Parcialidade que põe em xeque a atuação do auxiliar do juízo. Provimento do recurso.

E, ainda:

AGRAVO DE INSTRUMENTO

Desembargadora Helena Cândida Lisboa Gaede
0023728-56.2009.8.19.0000
Julgamento: 3 de junho de 2009 – 3ª Câmara Cível

Agravo de instrumento. Exceção de impedimento de perito.

Artigos 134, 135 e 138, todos do Código de Processo Civil. O fato de o perito ter exercido cargo de chefia no município de Angra dos Reis não o enquadra no artigo 134 do Código de Processo Civil, porque este exige a atualidade, ou seja, quando ao ser nomeado, ainda faça parte dos quadros da pessoa jurídica. O longo lapso temporal entre a nomeação e a exoneração impede uma interpretação extensiva da norma. Se a municipalidade sequer aduz qualquer outra causa para a destituição, como alguma inimizade ou interesse no julgamento em razão do exercício da função, não se pode presumir a parcialidade. Nega-se seguimento ao recurso, nos termos do artigo 557 do Código de Processo Civil.

A seguir, transcrevo alguns artigos do Código de Processo Civil, que entendo ser pertinente o conhecimento. Acredito que muitos profissionais de Medicina terão o presente trabalho na mão. Não quero deixar uma lacuna para os leitores, que poderão se socorrer do presente estudo para desempenhar o nobre ofício de peritos judiciais. Assim, eis tais artigos:

Código de Processo Civil

Artigo 428 – Quando a prova tiver de realizar-se por carta, poderá proceder-se à nomeação de perito e indicação de assistentes técnicos no juízo, ao qual se requisitar a perícia.

Artigo 429 – Para o desempenho de sua função, podem o perito e os assistentes técnicos utilizar-se de todos os meios necessários, ouvindo testemunhas, obtendo informações, solicitando documentos que estejam em poder de parte ou em repartições públicas, bem como instruir o laudo com plantas, desenhos, fotografias e outras quaisquer peças.

Artigo 431A – As partes terão ciência da data e do local designados pelo juiz ou indicados pelo perito para ter início à produção da prova.

Artigo 431B – Tratando-se de perícia complexa, que abranja mais de uma área de conhecimento especializado, o juiz poderá nomear mais de um perito e a parte indicar mais de um assistente técnico.

Artigo 432 – Se o perito, por motivo justificado, não puder apresentar o laudo dentro do prazo, o juiz conceder-lhe-á, por uma vez, prorrogação, segundo o seu prudente arbítrio.

Artigo 433 – O perito apresentará o laudo em cartório no prazo fixado pelo juiz, pelo menos 20 dias antes da audiência de instrução e julgamento.

Parágrafo único. Os assistentes técnicos oferecerão seus pareceres no prazo comum de dez dias, após intimadas as partes da apresentação do laudo.

Artigo 434 – Quando o exame tiver por objeto a autenticidade ou a falsidade de documento, ou for de natureza médico-legal, o perito será escolhido, de preferência, entre os técnicos dos estabelecimentos oficiais especializados. O juiz autorizará a remessa dos autos, bem como do material sujeito a exame, ao diretor do estabelecimento.

Parágrafo único. Quando o exame tiver por objeto a autenticidade da letra e firma, o perito poderá requisitar, para efeito de comparação, documentos existentes em repartições públicas. Na falta destes, poderá requerer ao juiz que a pessoa, a quem se atribuir a autoria do documento, lance em folha de papel, por cópia ou sob ditado, dizeres diferentes para fins de comparação.

Artigo 435 – A parte que desejar esclarecimento do perito e do assistente técnico requererá ao juiz que mande intimá-lo a comparecer à audiência, formulando desde logo as perguntas, sob forma de quesitos.

Parágrafo único. O perito e o assistente técnico só estarão obrigados a prestar os esclarecimentos a que se refere este artigo quando intimados cinco dias antes da audiência.

Artigo 436 – O juiz não está adstrito ao laudo pericial, podendo formar a sua convicção com outros elementos ou fatos provados nos autos.

Artigo 437 – O juiz poderá determinar, de ofício ou a requerimento da parte, a realização de nova perícia, quando a matéria não lhe parecer suficientemente esclarecida.

Artigo 438 – A segunda perícia tem por objeto os mesmos fatos sobre que recaiu a primeira e destina-se a corrigir eventual omissão ou inexatidão dos resultados a que esta conduziu.

Artigo 439 – A segunda perícia rege-se pelas disposições estabelecidas para a primeira.

Parágrafo único. A segunda perícia não substitui a primeira, cabendo ao juiz apreciar livremente o valor de uma e de outra.

O perito no processo de indenização é muito mais do que um simples parecerista ou tradutor de termos técnicos. Quem assumir tal encargo deve ter em mente que desempenhará uma função muito importante dentro do processo, não só na questão da condenação ou não do réu, como também na quantificação da condenação. Imaginemos, por exemplo, uma ação onde a vítima foi atropelada e passou por uma cirurgia ortopédica, com colocação de uma prótese. Deverá o perito informar, entre outras coisas: se haverá necessidade de tratamentos de Fisioterapia; quantas sessões; qual o custo de cada uma; se a prótese é definitiva ou terá que ser substituída; de quanto em quanto tempo haveria essa substituição; qual o custo da prótese; qual o custo da cirurgia para substituição; se necessitará de uso de medicamentos; e se houve perda do poder laborativo e em que grau. Enfim, deverá o perito fornecer detalhes que o próprio juiz desconhece que exista, para as partes, caso estas não estejam com assistentes técnicos.

A função de perito judicial é, na grande maioria das vezes, remunerada, sendo uma ótima fonte de renda para o profissional da Saúde. Alguns chegam a se dedicar exclusivamente a tal ofício, trocando os plantões em hospitais pelos corredores dos fóruns.

CAPÍTULO 8

PRONTUÁRIO MÉDICO

Indubitavelmente, este capítulo é um dos mais importantes desta obra. O prontuário médico é, sem qualquer sombra de dúvidas, o maior herói e o maior vilão em qualquer processo de responsabilidade civil dirigido a um médico. Tudo que estiver nele contido poderá ser usado contra o profissional no processo e, de igual modo, tudo que dele não constar também será.

Parece lugar-comum falar que o prontuário deve ser sempre escrito e atualizado, não apenas possuir o resultado de exames. Precisa conter todo o histórico de atendimento: solicitações, queixas, temperamento do paciente no decorrer das consultas, cancelamentos das consultas agendadas ou desculpas, para não operar ou não usar algum medicamento. Enfim, o prontuário deve ser tão detalhado quanto o diário de um adolescente, com todas as informações pertinentes à relação médico-paciente.

A primeira questão que se levanta é acerca do prontuário eletrônico, que é permitido pelo Conselho Federal de Medicina. Porém, devemos lembrar de um simples detalhe: caso haja um processo judicial e ocorra a inversão do ônus da prova, conforme tratamos no capítulo 4, será que o prontuário eletrônico convencerá o juiz de que não foi alterado e representa exatamente a verdade do que foi lançado no dia da consulta? Se a resposta for sim, então, pode-se usar o prontuário eletrônico. Caso contrário, é melhor pensar muito bem.

O uso do prontuário de papel leva a outro ponto: a dificuldade de armazenamento e até mesmo de localização em grandes hospitais. Nesse caso, o médico deve se reunir com o responsável pelo setor de prontuários e fazer atas das reuniões abordando os problemas e cobrando soluções, para que, no futuro, as responsabilidades possam ser apuradas de forma correta.

Novamente socorrendo-nos do capítulo 4, lembramos que o prontuário deve ser guardado para sempre, pois o paciente terá cinco anos para ajuizar uma ação a contar da data que alegar ter tomado conhecimento do dano.

Outra questão que deve ser abordada é a caligrafia. Ora, letra feia é aceitável, mas letra ilegível não é estilo profissional e, sim, um disfarce para um possível erro de grafia. Porém, é melhor se cometer um erro gráfico do que ser condenado em um processo judicial; ou, por não poder provar que o que o médico alega encontra-se escrito no prontuário; ou, mesmo, a informação incompreendida induzir a uma interpretação errada do diagnóstico ou da anamnese, provocando danos ao paciente.

Ainda falando do prontuário manuscrito, sabemos que a duração reduzida de cada consulta também é um agravante para tal expediente, sobrando pouco ou nenhum tempo para o médico escrever no prontuário. Isso leva alguns profissionais a utilizarem abreviaturas, algumas bem comuns no meio médico. No entanto, tantas outras podem variar por razões múltiplas, levando-nos a uma indagação muito importante: é permitido ou não o uso de abreviaturas no prontuário? Para sanar tal questão, não posso me furtar de transcrever importante resposta emitida pelo Conselho Regional de Medicina do Estado de São Paulo (Cremesp) acerca do tema:

PARECER DO CONSELHO REGIONAL DE MEDICINA DO ESTADO DE SÃO PAULO

Consulta 61.624/05
Data da emissão: 5 de junho de 2007

Assunto: Uso de siglas e abreviaturas em prontuários e se existem normas para uso
Relator: Conselheiro José Marques Filho
Ementa: O uso de abreviaturas e/ou siglas é de uso corrente na prática médica. Podem ser utilizadas na confecção de prontuários. Entretanto, deve-se preferir escrever por extenso as anotações médicas.

A presente consulta foi enviada a este regional pela médica presidente de Comissão de Ética Médica, solicitando parecer em relação à seguinte questão:

"Em discussão sobre prontuário médico com a equipe multiprofissional deste serviço, surgiu a questão das abreviaturas de palavras ou diagnóstico. Estas abreviações ou siglas variam conforme as escolas onde os profissionais se formaram. Além disso, temos tanto em instituições públicas como nas privadas um tempo estabelecido para cada consulta e cada uma deve ser relatada da melhor forma possível e no menor tempo, sem prejuízo da informação. Solicitamos mais informações. As siglas e abreviações são permitidas? Existem normas para usá-las"?

Parecer

O assunto levantado pela médica consulente, apesar de sua extraordinária importância, não tem sido abordado ou normatizado em publicações brasileiras. A importância do assunto se deve à frequência com que as abreviações e/ou siglas são utilizadas na área da Saúde, tanto do ponto de vista informal quanto do formal, em publicações e/ou documentos médicos. Inexistem, salvo melhor juízo, normas brasileiras balizando a utilização de abreviaturas e/ou siglas na área de documentação médica. No entanto, dada a importância do assunto trazido à discussão, alguns parâmetros devem ser discutidos à luz da literatura atual.

É do conhecimento geral que o uso de abreviações ou siglas é de uso corrente no preenchimento de prontuários e diversos documentos médicos. Esta prática tem a grande vantagem de imprimir rapidez aos relatórios médicos, tornando-os mais completos e com documentos médicos com maior número de informações essenciais. Por outro lado, não existindo padronização e normas rígidas, os usos regionais, institucionais e mesmo individuais de determinadas abreviações tornam absolutamente impossível decifrar-se documentos e/ou prontuários médicos em determinadas oportunidades.

Só para citar alguns exemplos: todos os médicos de São Paulo, até alguns anos atrás, saberiam que GECA significava gastroenterocolite aguda. Porém, atualmente, os médicos mais jovens, diante do mesmo quadro, fazem a hipótese diagnóstica de DDA (doença diarreica aguda). Este exemplo adiciona mais uma variável ao problema: a variação de siglas ou abreviações no tempo.

Segundo Ariza, um dos recursos linguísticos mais característicos e recorrentes da linguagem das Ciências da Saúde são as siglas. Refere que, na antiguidade das siglas, enquanto referência, as letras iniciais das palavras vêm desde o Império Romano e, desde então, este fenômeno linguístico tem estado presente em todas as línguas e em todos os períodos. Afirma ainda Ariza que já Hipócrates e Galeno utilizavam formas abreviadas em seus casos estudados e descritos, citando que D (delta) equivalia à diarreia e T a *tokos* (nascimento) etc.

Com respeito à linguagem da Ciência da Saúde, esta tem, igual a toda linguagem técnico-científica, o objetivo de transmitir a maior quantidade de informação com o mínimo de palavras. Laguna e Cuñat descrevem três grandes grupos:

1) Abreviação: é a representação de uma palavra ou das palavras de uma frase por alguma ou algumas de suas letras, sendo que a primeira letra sempre é a inicial da palavra abreviada (exemplo: anat. por anatomia).

2) Sigla: é um caso particular de abreviação por suspensão. Forma-se com as letras iniciais das palavras (exemplo: CTI – Centro de Terapia Intensiva). São escritas em maiúsculo.

3) Símbolos: são abreviações que respondem a uma convenção internacional estabelecida por organismos competentes (exemplo: mm – milímetros e Na – sódio).

Existem regras formais para a utilizações de abreviaturas, siglas e símbolos. Em nosso meio, existe uma publicação de autoria do médico Olympio Barbante, com o título de *Dicionário de siglas médicas*, onde o autor faz um trabalho elogiável de coligir as siglas médicas mais utilizadas em nosso território, tanto em publicações quanto na prática médica. Por outro lado, a Associação Brasileira de Normas Técnicas (ABNT) publicou em 1989, e vigente até hoje, as normas de abreviações de títulos e periódicos e publicações seriadas, onde inclui uma lista brasileira de abreviaturas para utilização em publicações científicas.

Finalizando este parecer, gostaríamos de destacar que o assunto aqui tratado merece uma discussão melhor para que se possa no futuro definir regras padronizadas para todo o território nacional. No momento atual, pode-se afirmar que o uso de abreviaturas e/ou siglas é de uso corrente na prática médica. Podem ser utilizadas na confecção de prontuários, entretanto, deve-se preferir escrever por extenso as anotações médicas, evitando-se o uso frequente das abreviaturas ou siglas e, assim, situações que remetam a erro de interpretação e suas consequências.

Este é o nosso parecer, salvo melhor juízo.
Conselheiro José Marques Filho

Aprovado na 3.358ª reunião plenária, realizada em 9 de setembro de 2005. Homologado na 3.361ª reunião plenária, realizada em 13 de setembro de 2005.

O brilhante parecer nos dá a exata dimensão dos riscos existentes no mau preenchimento de um prontuário. Como documento, a falta de clareza e objetividade pode levar a conclusões erradas e imperfeitas, que não trarão benefícios para nenhuma das partes envolvidas. É oportuno apresentar um conhecido texto, que se atribui a Rui Barbosa um dos personagens, onde fica evidente a necessidade de clareza, como transcrito a seguir:

Rui Barbosa, ao chegar em sua casa, ouviu um barulho esquisito vindo do seu quintal. Chegando lá, constatou que havia um ladrão tentando levar seus patos de criação. Aproximou-se vagarosamente do indivíduo, surpreendendo-o, tentando pular o muro com seus amados patos. Batendo nas costas do tal invasor, disse-lhe:

"Ô, bucéfalo, não é pelo valor intrínseco dos bípedes palmípedes e sim pelo ato vil e sorrateiro de galgares as profanas de minha residência. Se fazes isso por necessidade, trânsito; mas se é para zombares de minha alta prosopopeia de cidadão digno e honrado, dar-te-ei com minha bengala fosfórica no alto de tua sinagoga que reduzir-te-á à quinquagésima potência que o vulgo denomina nada".

E, então, o ladrão disse:

"Ô, moço, eu levo ou deixo os patos"?

Em tom descontraído, espero ter passado ao leitor a importância de se ter um prontuário claro e objetivo, uma vez que é prova documental sempre apresentada em juízo, quando se trata de ação de indenização contra médico ou hospital.

O novo Código de Ética Médica deu ênfase na questão do prontuário médico, no que andou muito bem, exigindo que o médico elabore prontuário legível, que deve conter os dados clínicos, atualizado em cada consulta, com data, hora e assinatura do médico assistente.

O prontuário deve ser guardado pelo médico ou hospital, porém, seu conteúdo deve ser franqueado ao paciente sempre que o mesmo o solicite. Aconselhamos que o médico escreva no prontuário o qual o paciente requisita uma cópia e solicite, também, que o paciente assine ao final e, somente depois, forneça uma cópia do prontuário. Assim, caso tal cópia chegue às mãos de terceiros, o profissional estará resguardado.

Por certo, o profissional não deve lançar no prontuário opiniões de foro íntimo, questões que não dizem respeito ao tratamento, nem com o objetivo de ofender o paciente. Porém, tudo que entender relevante deve constar do documento.

O EXERCÍCIO DA MEDICINA

1. A IMPORTÂNCIA DA ESPECIALIZAÇÃO

Acredita-se que em aproximadamente 70% dos processos criminais contra médicos ocorram por não terem os profissionais, neles envolvidos, o título de especialistas. Fica claro que a falta de formação específica os leva a praticar falhas que, em estágio supervisionado por profissionais experientes, não aconteceriam. Estudaremos, aqui, a importância da titulação para o exercício da Medicina.

A Medicina é uma ciência milenar, presente em todas as civilizações de que se têm notícia na história da humanidade. É composta por indivíduos dedicados ao estudo e à cura de doenças, assim como os pagés entre os índios, os curandeiros do século XV, as benzedeiras, as parteiras e os alquimistas da Idade Média. Com o passar dos séculos, a profissão foi se aperfeiçoando ao ponto de, hoje, assumir características quase uniformes, em toda parte do mundo. No Brasil, por exemplo, com o objetivo de regular e fiscalizar o exercício da Medicina, foi criado, em 1932, o decreto 20.931, ainda em pleno vigor. É ele que habilita oficialmente o profissional, perante ao Conselho Regional de Medicina (CRM), a prática legal da Medicina.

O diploma legal garante ao profissional o direito de praticar qualquer ato médico, desde que possuidor de registro junto ao CRM. Por seu turno, o Conselho Federal de Medicina (CFM) não faz diferenciação entre médicos portadores de certificado de especialistas e não portadores, salvo para efeito de propaganda. Assim, mesmo que em toda sua carreira o médico somente tenha trabalhado como clínico, poderá ele realizar cirurgia plástica ou cerebral no seu paciente, sem o título de especialista nesta ou naquela área. É, apenas, ao médico vedada a propaganda, se ele não possuir o certificado de especialista. Fora isso, há outra restrição no âmbito do seu desempenho. Essa indiferença do CFM quanto ao título de especialista não nos parece ser boa nem para a classe médica nem para a sociedade em geral, uma vez que pode desmotivar o profissional médico a perseguir a especialização, já que esta não é uma meta fácil de se atingir.

Em geral, para um médico ser aceito como membro de uma determinada sociedade de especialidade, é necessário que ele participe do curso de formação de especialista, com duração de dois ou três anos, em estabelecimento credenciado pela sociedade. Concomitantemente, deve passar por um exaustivo estágio e, ao final deste, por uma prova técnica e prática. Aprovado dentro dos critérios daquela sociedade, o médico recebe o título de membro, ao passo que será fiscalizado profissionalmente não somente pelo CRM como também pela sociedade da qual agora faz parte. Além disso, arcará com o ônus da contribuição de mais uma anuidade.

Diante de tantas exigências, não parece justo que um médico não especialista obtenha o mesmo tratamento que um especialista. Não por desmerecimento daquele, muito pelo contrário, uma vez que várias sociedades dispensam o período de curso e estágio se o médico já exerce aquela especialidade por um longo período, requerendo-se somente a aprovação na prova para ingresso na sociedade. É evidente que a prática possui uma valoração maior que a teoria. Porém, o objetivo maior da especialização é manterem coesos os profissionais de determinada especialidade, seja pela divulgação de novas técnicas, pela atualização continuada, pela divulgação e pelo estudo de casos complicados, pelas lutas de classe. Ou, ainda, por outras questões tão importantes que não se admite que um médico militante, em determinada especialidade, fique alheio, sob pena de pôr em risco a saúde da população.

Em ressente pronunciamento, o CFM teve a oportunidade de abordar esse relevante assunto. Trata-se da resolução 1.627/2001, publicada em outubro de 2001, que traz a proposta de definir o ato médico. Contudo, como se depreende da sua exposição de motivos, o tema está longe de ser resolvido de modo favorável à população e aos próprios médicos.

2. O ATO MÉDICO

Vários pareceres do Conselho Federal de Medicina esclarecem sobre alguns procedimentos específicos dos médicos, entre os quais, destacamos os seguintes:
• Indicação de colocação de aparelhos gessados, talas gessadas etc;
• Solicitação de exame complementar;
• Indicação e prescrição de lentes de grau e de contato;
• Prática de embalsamamento;
• Execução e interpretação de exame de ultrassonografia;
• Lavagem de ouvidos;
• Prática da Anestesiologia;
• Leitura e interpretação de teste espirométrico;

• Atos que visem a diagnóstico, prognóstico ou terapêutica;
• Chefia de equipe médica;
• Exame de paternidade, utilizando a técnica de DNA.

A prática de tais atos por pessoa não médica configura crime de exercício ilegal da Medicina e, a bem da saúde pública, cuja conduta deve ser denunciada às autoridades públicas (polícia, Ministério Público, Saúde Pública e Fiscalização Sanitária). A fiscalização desses tipos de atos não é responsabilidade apenas dos conselhos, mas da sociedade civil como um todo e, principalmente, dos Núcleos de Defesa do Consumidor do Ministério Público, da Defensoria Pública e da Delegacia do Consumidor.

CAPÍTULO 10

O PACIENTE CRIANÇA OU ADOLESCENTE

Criado pela lei 8.069, de 13 de julho de 1990, o Estatuto da Criança e do Adolescente (ECA) determina obrigações para toda a sociedade, objetivando salvaguardar os interesses das crianças e dos adolescentes. Para efeitos da lei, a pessoa até 12 anos de idade incompletos é uma criança e de 12 anos completos até 18 anos é considerada adolescente.

O ECA estabelece a primazia no atendimento a socorro em quaisquer circunstâncias, conflitando com a mesma determinação imposta em favor dos idosos. Para efeitos do ECA, o prontuário médico deve ser mantido pelo prazo mínimo de 18 anos, conforme o artigo 10 abaixo transcrito:

Estatuto da Criança e do Adolescente

Artigo 10 – Os hospitais e demais estabelecimentos de atenção à saúde de gestantes, públicos e particulares, são obrigados a:

I – Manter registro das atividades desenvolvidas através de prontuários individuais pelo prazo de 18 anos;

II – Identificar o recém-nascido mediante o registro de sua impressão plantar e digital e da impressão digital da mãe, sem prejuízo de outras formas normatizadas pela autoridade administrativa competente;

III – Proceder a exames visando ao diagnóstico e à terapêutica de anormalidades no metabolismo do recém-nascido, bem como prestar orientação aos pais;

IV – Fornecer declaração de nascimento onde constem necessariamente as intercorrências do parto e do desenvolvimento do neonato;

V – Manter alojamento conjunto, possibilitando ao neonato a permanência junto à mãe.

Sou da opinião de que o prontuário deva ser guardado para sempre, conforme me posicionei ao tratarmos do assunto, em capítulo próprio. O ECA também determina a permanência de um acompanhante em tempo integral para a criança ou para o adolescente:

O profissional da Saúde deve ficar atento à chamada síndrome de maus-tratos, que nas palavras de Carlos Henrique Miranda de Assis Martins[20], "é um quadro pleomórfico que agrupa todas as formas de abuso e negligência na infância, com os mais variados matizes e níveis de gravidade de lesões infligidas às crianças, os agravos inexplicados a sua saúde, as lesões 'de difícil explicação', a privação calórica intencional; culminando com a negligência social que tem convivido com a exploração sexual e a exploração do trabalho de crianças e adolescentes".

Muitas vezes, o pediatra ou o ortopedista estão diante de uma lesão que não se enquadra na descrição apresentada pelo acompanhante da vítima, o que deve ser encarado pelo profissional assistente como uma suspeita de maus-tratos, fato bastante para justificar a comunicação perante o Conselho Tutelar, na forma do artigo 13 do ECA:

É oportuno frisar que basta a simples suspeita de maus-tratos para que o médico fique obrigado a prestar a informação, que, na prática, poderá ser fornecida pela administração ou pelo serviço social do hospital. O médico assistente não deve ficar temeroso em prestar tal informação, uma vez que não é repassada ao responsável pela criança. Por outro lado, a não informação pode acarretar responsabilidade civil, penal e administrativa, quando a comunicação é compulsória, e a não comunicação é tipificada como ilícita pelo ECA, no artigo 245, com pena de multa.

Também é importante lembrar que o Conselho Tutelar deve ser informado mesmo havendo mera suspeita. Caso haja absoluta certeza do médico assistente de que está diante de um

---

[20]Disponível em <www.kplus.com.br/materia.asp?co=37&rv=Direito>.

quadro de maus-tratos, seja por falta de alimentos ou por lesão corporal, poderá, ainda, de imediato, solicitar uma viatura policial, reter os responsáveis e a criança até a chegada da mesma e encaminhar todos ao delegado de polícia, para que tome as providências cabíveis. Destaco ainda que o Conselho Tutelar tem sua legitimidade prevista no ECA, conforme artigo 131:

Estatuto da Criança e do Adolescente
Artigo 131 – O Conselho Tutelar é órgão permanente e autônomo, não jurisdicional, encarregado pela sociedade de zelar pelo cumprimento dos direitos da criança e do adolescente, definidos nesta lei.

Os crimes praticados contra a criança e contra o adolescente, por ação ou omissão, são processados e julgados, independentemente da vontade dos pais ou responsáveis da criança ou da vontade da própria vítima. Ou seja, tendo o agente público tomado conhecimento do crime, o mesmo será julgado até o final, independente da vontade dos interessados, conforme artigo transcrito a seguir:

Estatuto da Criança e do Adolescente
Artigo 227 – Os crimes definidos nesta lei são de ação pública incondicionada.

Abaixo, transcrevo os artigos do ECA que cuidam dos crimes praticados contra a criança e contra o adolescente, de interesse para nosso presente estudo:

Estatuto da Criança e do Adolescente
Artigo 228 – Deixar o encarregado de serviço ou o dirigente de estabelecimento de atenção à saúde de gestante de manter registro das atividades desenvolvidas, na forma e no prazo referidos no artigo 10 desta lei, bem como de fornecer à parturiente ou a seu responsável, por ocasião da alta médica, declaração de nascimento, de onde constem as intercorrências do parto e do desenvolvimento do neonato: pena – detenção de seis meses a dois anos.

Parágrafo único. Se o crime é culposo: pena – detenção de dois a seis meses ou multa.

Artigo 229 – Deixar o médico, enfermeiro ou dirigente de estabelecimento de atenção à saúde de gestante de identificar corretamente o neonato e a parturiente, por ocasião do parto, bem como deixar de proceder aos exames referidos no artigo 10 desta lei: pena – detenção de seis meses a dois anos.

Parágrafo único. Se o crime é culposo: pena – detenção de dois a seis meses ou multa.

É importante que o médico tenha conhecimento desta legislação, a partir do momento em que alegar o desconhecimento da mesma não é causa de escusa para seu cumprimento.

CAPÍTULO 11

O PACIENTE IDOSO

Os avanços alcançados nos últimos anos, não somente pelas ciências, mas, também, desencadeados pela globalização fizeram surgir, em todo o mundo, a chamada Geração de Novos Direitos. Difundiu-se a consciência coletiva sobre a necessidade de o ser humano assumir suas responsabilidades sociais, no que diz respeito ao meio ambiente e às pessoas menos favorecidas. Dentre esses avanços, observamos o reconhecimento do dever do Estado em resgatar uma dívida social com os idosos. A sociedade brasileira está envelhecendo cada vez mais, e não era mais possível ignorar tal fato, tornando-se fundamental legislar sobre o tema. Dessa forma, em outubro de 2003, surgiu a lei federal 10.741, conhecida como Estatuto do Idoso, destinada ao amparo de pessoas com idade igual ou superior a 60 anos.

De acordo com o Instituto Brasileiro de Geografia e Estatística (IBGE), baseado nos dados do Censo 2000, o Brasil tem, aproximadamente, 14,5 milhões de pessoas idosas, o que corresponde a 8,6% da população total do país. Com a entrada em vigor de tal diploma legal, tomam relevo as questões pertinente à saúde da chamada "terceira idade", uma vez que é nessa etapa da vida que as pessoas em geral mais precisam de cuidados médicos. Igualmente, nessa fase, a manutenção de seu sustento também fica muito prejudicada. Diante de tal quadro, o Poder Legislativo, no sentido de amparar os mais fracos, passa a prever severas punições a quem desrespeita a camada mais idosa da sociedade, com penas de reclusão que podem chegar a seis anos de prisão.

O profissional da Saúde deve tomar alguns cuidados específicos ao atender pacientes idosos, tendo em vista que existe uma obrigação de cautela imposta pelo Estatuto do Idoso. Como o legislador criou direitos diferenciados a essas pessoas, priorizando o atendimento, direito a acompanhante e outros benefícios, é importante que o médico informe-se sobre o assunto, para que não se veja incurso em uma conduta ilícita por desconhecimento da sua obrigação. Lembrando sempre que, desde que cometida uma conduta ilícita, a vítima ou seu familiar, no caso de dano reflexo, poderá exigir uma indenização por danos materiais ou morais ao médico assistente e ao hospital. Não faço aqui a transcrição integral da lei, mas simplesmente dos artigos que interessam ao nosso estudo, conforme se segue:

Estatuto do Idoso
Artigo 1º – É instituído o Estatuto do Idoso, destinado a regular os direitos assegurados às pessoas com idade igual ou superior a 60 anos.

Considerada idosa para os efeitos desta lei, qualquer pessoa, brasileira ou não.

Estatuto do Idoso
Artigo 3º – É obrigação da família, da comunidade, da sociedade e do poder público assegurar ao idoso, com absoluta prioridade, a efetivação do direito à vida, à saúde, à alimentação, à educação, à cultura, ao esporte, ao lazer, ao trabalho, à cidadania, à liberdade, à dignidade, ao respeito e à convivência familiar e comunitária.

O idoso goza de uma prioridade de atendimento, seja em hospitais públicos ou privados, clínicas e consultórios, bem como em laboratórios e demais serviços à disposição do público.

Estatuto do Idoso
Artigo 15 – É assegurada a atenção integral à saúde do idoso, por intermédio do Sistema Único de Saúde (SUS), garantindo-lhe o acesso universal e igualitário, em conjunto articulado e contínuo das ações e serviços, para a prevenção, promoção, proteção e recuperação da saúde, incluindo a atenção especial às doenças que afetam preferencialmente os idosos.

O SUS deve prover assistência integral às necessidades do idoso, nem todas as especialidades médicas, de forma contínua e indispensável à boa saúde física e mental do mesmo.

Estatuto do Idoso
Artigo 15 – (...) Parágrafo 2º. Incumbe ao poder público fornecer aos idosos, gratuitamente, medicamentos, especialmente os de uso continuado, assim como próteses, órteses e outros recursos relativos a tratamento, habilitação ou reabilitação.

O Estado, através do SUS, está obrigado a fornecer, contínua e gratuitamente, todo material médico que o idoso necessite, inclusive próteses, além de tratamentos fisioterápicos, para sua reabilitação.

O legislador passou a proibir a elevação do valor do plano de saúde do idoso, em função de sua faixa etária, pois, como na velhice os problemas de saúde normalmente são maiores, as seguradoras de saúde começaram a cobrar valores muito maiores aos idosos.

O idoso adquire o direito de permanecer com um acompanhante quando estiver internado, mediante autorização do médico assistente, que, por outro lado, poderá negar tal permanência se assim entender. Todavia, deverá fornecer parecer expresso justificando a negativa.

O Estatuto do Idoso atribui ao próprio idoso o direito de optar pelo seu tratamento.

Copiando o modelo do Estatuto da Criança e do Adolescente, o Estatuto do Idoso torna compulsiva a comunicação de suspeita de maus-tratos à pessoa idosa. Observe que o legislador não exige a certeza, basta a mera suspeita para tornar obrigatória a comunicação. Devemos lembrar que, caso o médico, por medo ou qualquer outro motivo, se furte ao dever de informar sobre a suspeita de maus-tratos, em uma eventual investigação futura, tal omissão poderá ser descoberta através de análise do prontuário.

A equipe médica deve estar atenta a este artigo, uma vez que a simples conduta de retardar o atendimento de um idoso já configura crime, punível com pena de reclusão.

CAPÍTULO 12

CASOS JULGADOS NOS CONSELHOS DE ÉTICA

O conselho de ética deve ser observado como um termômetro do que a classe médica entende por aceitável ou repugnante para a classe. Dessa forma, não poderíamos nos furtar de trazer à baila algumas decisões de forte impacto para o exercício da Medicina. Convido o leitor, assim, a beber da fonte primária de julgamento da conduta médica, com a leitura dos casos relatados a seguir.

1. O CONSELHO SOMENTE PODE JULGAR NO LIMITE DE SUA COMPETÊNCIA

Número: 0128/06/2006
Origem: CRM-SP
Tribunal: Câmara
Relator: Silvia da Costa Carvalho Rodrigues

Ementa:

Recurso em sindicância. Recurso de arquivamento. Inexistência de indícios de infração ética. Manutenção do arquivamento.

I – Em não havendo indícios de infração ao Código de Ética Médica, impõe-se o arquivamento da denúncia.

II – Recurso de apelação conhecido e negado provimento.

2. CUIDADOS NO PÓS-OPERATÓRIO

Número: 015-003/2005
Origem: CRM-RJ
Tribunal: Câmara
Relator: Abdon José Murad Neto

Ementa:

Processo ético-profissional. Recurso de apelação. Infração aos artigos 29 e 57 do Código de Ética Médica: "É vedado ao médico: praticar atos profissionais danosos ao paciente, que possam ser caracterizados como imperícia, imprudência ou negligência; deixar de utilizar todos os meios disponíveis de diagnóstico e tratamento a seu alcance em favor do paciente". Manutenção da pena de censura pública em publicação oficial.

I – Comete falta ética o médico que diante de complicação pós-operatória não toma as medidas indicadas para o diagnóstico e tratamento, deixando de utilizar os meios disponíveis para o benefício do paciente.

II – Recursos de apelação conhecidos e negado provimento.

3. HONORÁRIOS MÉDICOS COMPLEMENTARES

Número: 081/1997
Origem: CRM-PA
Tribunal: Câmara
Relator: Ricardo José Baptista

Ementa:

Processo ético-profissional. Recurso de apelação. Infração ao artigo 95 do Código de Ética Médica: cobrar honorários médicos de paciente assistido por instituição pública. Reformada a pena de censura pública em publicação oficial para censura confidencial em aviso reservado.

I – Comete ilícito ético médico que cobra honorários profissionais complementares de qualquer natureza, em instituição de serviço público quando já houver sido remunerado pelo procedimento realizado, mesmo tendo restituído o valor auferido indevidamente.

II – Apelação conhecida e parcialmente provida.

4. OBRIGAÇÃO DE MEIO E DE RESULTADO

Número: 0889/2004
Origem: CRM-SP
Tribunal: Câmara
Relator: Ricardo José Baptista

Ementa:

Recurso em sindicância. Recurso de arquivamento. Inexistência de indícios de infração ética. Manutenção do arquivamento.

I – A atuação médica tem compromissos com meios, e não de fim. Nesse caso, os procedimentos realizados foram feitos dentro das práticas usualmente empregadas para o caso.

II – Apelação conhecida e não provida.

5. A DISCRICIONARIEDADE DO JULGADOR

Número: 10040/2008
Origem: CRM-SP
Tribunal: Câmara
Relator: Sílvia da Costa Carvalho Rodrigues

Ementa:

Recurso em sindicância. Recurso de arquivamento. Preliminares arguidas: alegação de cerceamento de defesa por ausência de depoimentos e ausência de razões recursais. Inexistência de indícios de infração ética. Manutenção do arquivamento.

I – A ausência de depoimentos não é motivo de nulidade processual, já que o julgador possui o poder discricionário de permitir a produção probatória que entender necessária.

II – O recurso interposto pode ser conhecido, tendo em vista que nos processos administrativos vigora o princípio do informalismo, que não exige uma forma rígida para a prática de atos processuais.

III – Em não havendo indícios de infração ao Código de Ética Médica, impõe-se o arquivamento da denúncia.

IV – Preliminares rejeitadas.

V – Recurso de apelação conhecido e negado provimento.

6. CASO DE FORÇA MAIOR

Número: 10689/2000
Origem: CRM-AM
Tribunal: Câmara
Relator: Ricardo Fróes Camarão

Ementa:

Recurso em sindicância. Recurso de arquivamento. Inexistência de indícios de infração ética. Manutenção do arquivamento.

I – Não há indícios de ilícito ético quando o resultado da cirurgia não é o esperado pelo paciente em decorrência de complicações previstas na literatura mundial.
II – Apelação conhecida e improvida.

7. CAPTAÇÃO DE CLIENTE

Número: 1462-044/2003
Origem: CRM-RJ
Tribunal: Câmara
Relator: Ricardo Jose Baptista

Ementa:

Processo ético-profissional. Recurso de apelação. Infração aos artigos 131, 132 e 142 do Código de Ética Médica: "Permitir que sua participação na divulgação de assuntos médicos, em qualquer veículo de comunicação de massa, deixe de ter caráter exclusivamente de esclarecimento e educação da coletividade"; "Divulgar informação sobre o assunto médico de forma sensacionalista, promocional ou de conteúdo inverídico"; "O médico está obrigado a acatar e respeitar os acórdãos e resoluções dos conselhos federal e regionais de Medicina". Manutenção da pena de censura pública em publicação oficial.

I – Comete ilícito ético o médico que usa os meios de comunicação para em proveito próprio angariar clientela promovendo concorrência desleal com seus colegas profissionais.
II – Recurso de apelação conhecido e negado provimento.

8. DIVULGAÇÃO DE IMAGEM DE PACIENTE

Número: 11215/2008
Origem: CRM-GO
Tribunal: Câmara
Relator: Ricardo José Baptista

Ementa:

Processo ético-profissional. Recurso de apelação. Preliminares arguidas: ausência de sindicância (pré-sindicância); nulidade por não ter sido oportunizada a conciliação prévia à abertura do processo ético-profissional; quebra do devido processo legal; cerceamento de defesa. Infração aos artigos 4º, 9º, 104 e 142 do Código de Ética Médica: "Ao médico cabe zelar e trabalhar pelo perfeito desempenho ético da Medicina e pelo prestígio e bom conceito da profissão"; "A medicina não pode, em qualquer circunstância, ou de qualquer forma, ser exercida como comércio"; "É vedado ao médico: fazer referência a casos clínicos identificáveis, exibir pacientes ou seus retratos em anúncios profissionais ou na divulgação de assuntos médicos em programas de rádio, televisão ou cinema e em artigos, entrevistas ou reportagens em jornais, revistas ou outras publicações leigas"; "O médico está obrigado a acatar e respeitar os acórdãos e resoluções dos conselhos federal e regionais de Medicina". Manutenção da pena de advertência confidencial em aviso reservado.

I – Inexiste qualquer irregularidade na sindicância realizada pelo Cremego, a qual cumpriu escorreitamente todos os ditames do Código de Processo Ético-Profissional.

II – Alegação de nulidade por não ter se oportunizado a conciliação. Preliminar rejeitada, pois se trata de uma faculdade.

III – Comete ilícito ético o médico que em publicidade divulga fotos de pacientes, mesmo autorizada, de forma sensacionalista e promocional e com interesse comercial, contrário ao que determina resolução acerca do assunto.

IV – Preliminares rejeitadas.

V – Recurso de apelação conhecido e negado provimento.

9. DIVULGAÇÃO DO "ANTES E DEPOIS"

Número: 1131/2007
Origem: CRM-SP
Tribunal: Câmara
Relator: Dardeg de Sousa Aleixo

Ementa:

Processo ético-profissional. Recurso de apelação. Preliminares arguidas: quorum para julgamento; ausência de fundamentação no acórdão regional; análise das atenuantes e agravantes do recorrente. Infração aos artigos 4º, 104 e 142 do Código de Ética Médica: "Ao médico cabe zelar e trabalhar pelo perfeito desempenho ético da Medicina e pelo prestígio e bom conceito da profissão"; "É vedado ao médico: fazer referência a casos clínicos identificáveis, exibir pacientes ou seus retratos em anúncios profissionais ou na divulgação de assuntos médicos em programas de rádio, televisão ou cinema e em artigos, entrevistas ou reportagens em jornais, revistas ou outras publicações leigas"; "O médico está obrigado a acatar e respeitar os acórdãos e resoluções dos conselhos federal e regionais de Medicina". Descaracterizada infração ao artigo 131 do Código de Ética Médica. Reformada a pena de censura pública em publicação oficial para advertência confidencial em aviso reservado.

I – A preliminar de nulidade por falta de quorum mínimo não prospera, pois a Câmara de Julgamento estava devidamente composta no momento do julgamento. Ademais, não se declara nulidade em processo ético-profissional quando não se constata prejuízo para as partes, *ex vi* do artigo 43 do Código de Processo Ético-Profissional.

II – Não se declara nulidade quando o acórdão regional se apresenta devidamente fundamentado nos relatórios, conclusões e votos dos conselheiros relator e revisor, sendo que o acórdão é composto de todos esses elementos formando um único *decisum*.

III – A apreciação das atenuantes e agravantes do recorrente é matéria de mérito de competência exclusiva e discricionária do conselheiro julgador, devendo o mesmo sopesar as provas relevantes e descartar as que não guardam pertinência com o suposto delito investigado.

IV – Ao médico é vedada a divulgação de fotos dos pacientes no chamado "antes e depois", mesmo sem identificação do paciente, desrespeitando resoluções do CFM e dos CRMs.

V – Preliminares rejeitadas.

VI – Recurso de apelação conhecido e parcialmente provido.

10. COMPLICAÇÃO CIRÚRGICA QUE EVOLUI A ÓBITO

Número: 1258/2007
Origem: CRM-SP
Tribunal: Câmara
Relator: Edevard José de Araújo

Ementa:

Processo ético-profissional. Recurso de apelação. Inexistência de infração ética. Manutenção da decisão de absolvição do apelado.

I – Não comete infração ética o médico que comprova estar habilitado para um procedimento e não ter sido imprudente nem ter sido negligente diante de uma complicação cirúrgica que mais tarde resulta em óbito.

II – Recurso de apelação conhecido e negado provimento.

CAPÍTULO 13

CASOS JULGADOS NOS TRIBUNAIS DE JUSTIÇA

Neste capítulo, apresento ao leitor a jurisprudência de nossos tribunais de justiça, o que nos possibilita ver o processo de indenização por alegado erro médico pelos olhos do julgador. Permite, assim, melhor entender o que motiva uma condenação judicial, o peso de um laudo pericial, a falta de um termo de consentimento informado, a necessidade de um prontuário médico bem preenchido e outros pontos que se apresentam como tão simples e são fundamentais em um pronunciamento judicial.

O profissional da Saúde deve ter em mente que, ao se proteger contra um eventual processo, na verdade, ele estará também protegendo o paciente, à medida que haverá uma informação mais adequada e boa-fé de ambas as partes. Pensar de forma preventiva não significa achar que todo paciente é um inimigo e processar-lhe-á, mas, sim, respeitar o direito alheio e seguir uma conduta condizente com a dignidade esperada dos profissionais de Medicina. Sugiro a seguir alguns julgados que, por sua carga, certamente levarão os leitores a uma reflexão de seus papéis no processo de prestação do serviço de saúde.

1. CIRURGIA DE VASECTOMIA

0000747-70.2007.8.19.0075
Embargos infringentes –1ª ementa
Desembargador: Cleber Ghelfenstein
Julgamento: 31 de março de 2010 – 14ª Câmara Cível

Processo civil. Embargos infringentes em apelação cível. Ação indenizatória. Autor submetido à cirurgia de vasectomia. Posterior gravidez da esposa. Busca indenização por danos moral e material. Sentença de improcedência. Recurso autoral ao qual foi dado parcial provimento sob o argumento de erro médico. Fundamentos do voto vencido que devem prevalecer. Provimento dos embargos infringentes.

Após ser submetido à vasectomia, o autor foi informado de que deveria aguardar a progressiva diminuição de sua fertilidade, inclusive com acompanhamento médico. Nesse ínterim, deveria fazer uso de outros métodos contraceptivos. A alegação de ineficácia do preservativo masculino ("camisinha", que não resistiu e estourou) não é verossímil, pois arguida apenas quando do depoimento pessoal e em nada atinge à ré. Ademais, ao contrário do que sustentou o voto vencedor, eventual erro médico somente pode ser constatado por prova técnica, uma vez que foge ao magistrado a *expertise* necessária. Nítida obrigação de meio, e não de resultado. O autor não se desincumbiu do ônus que lhe competia, conforme regra do artigo 333, inciso I, do Código de Processo Civil. Provimento dos embargos infringentes para reformar o acórdão, prevalecendo os fundamentos do voto naquele vencido com a consequente improcedência dos pedidos.

2. CIRURGIA DE VARICECTOMIA

0003344-16.2005.8.19.0064
Apelação –1ª ementa
Desembargadora: Vera Maria Soares van Hombeeck
Julgamento: 30 de março de 2010 – 1ª Câmara Cível

Indenizatória. Erro médico. Varicectomia. Responsabilidade subjetiva do cirurgião, nos termos do artigo 14, parágrafo 4º do Código de Defesa do Consumidor e do artigo 186 do Código Civil. Necessidade de comprovação da conduta culposa do agente. Laudo pericial conclusivo, que atesta não ter sido evidenciada qualquer falha no procedimento. Atendimento hospitalar realizado a contento. Sentença de improcedência mantida. Recurso desprovido.

3. ERRO DE DIAGNÓSTICO

0020390-19.2003.8.19.0054
Apelação – 1ª ementa
Desembargador: Roberto de Almeida Ribeiro
Julgamento: 25 de março de 2010 – 19ª Câmara Cível

Apelação cível. Responsabilidade civil. Ação indenizatória. Erro médico não comprovado. Dano moral não configurado. Improcedência do pedido.

Laudo pericial que comprovou a impossibilidade de o médico detectar a doença no marido da autora a partir dos sintomas apresentados naquele momento, bem como não pode afirmar que o exame de raio-X teria sido apresentado nas consultas que sobrevieram ao pedido, excluindo qualquer conduta reprovável ou falha no atendimento médico por parte dos prepostos da empresa ré. No ordenamento jurídico processual, o ônus da prova dos fatos constitutivos do direito incumbe, única e exclusivamente, à parte autora (artigo 333, inciso I, do Código de Processo Civil), sendo certo que sem a realização de tal prova não há como se obter em juízo um provimento jurisdicional favorável à pretensão autoral. Inexistência de falha na prestação do serviço. Dano moral não configurado. Negado seguimento ao recurso, na forma do artigo 557, *caput*, do Código de Processo Civil.

4. FALTA DE SOLICITAÇÃO DE EXAME RADIOLÓGICO

0003099-32.2008.8.19.0021
Apelação – 1ª ementa
Desembargadora: Marília de Castro Neves
Julgamento: 24 de março de 2010 – 10ª Câmara Cível

Responsabilidade civil. Erro médico. Culpa do médico e da clínica. Solidariedade.

Paciente com queixa de fratura. Conduta profissional inadequada que não solicitou exame radiológico necessário para atestar a fratura do paciente. Imperícia caracterizada. Imperícia caracterizada pela não solicitação de exame de imagem complementar para esclarecimento diagnóstico por ocasião da primeira consulta. Laudo: folha 124. Responsabilidade civil do hospital e do médico. Reparação moral fixada em R$4.000, justa e proporcional ao dano infligido, levando em conta que nenhuma sequela restou ao autor. Sentença que nesse sentido apontou, incensurável, improvimento aos recursos que pretendiam revertê-la. Unânime.

5. CIRURGIA PLÁSTICA PARA IMPLANTE DE PRÓTESE MAMÁRIA

0008132-38.2003.8.19.0066
Apelação – 1ª ementa
Desembargador: Ferdinaldo do Nascimento
Julgamento: 23 de março de 2010 – 19ª Câmara Cível

Responsabilidade civil. Danos materiais e morais. Erro médico. Cirurgia estética de implante de prótese mamária. Obrigação de resultado.

Condenação do primeiro réu ao pagamento de R$6.000 a título de dano moral. Improcedência do pedido em relação ao hospital. Recursos do primeiro réu e adesivo da autora. Inexistência de imperícia no procedimento cirúrgico realizado. Responsabilidade do médico pela demora na retirada dos implantes rejeitados pelo organismo da autora. Laudo pericial que comprova que as próteses deveriam ter sido prontamente retiradas, tão logo verificada a rejeição. Sofrimento da autora que perdurou por quase um ano. Recurso adesivo da demandante com vistas à majoração do *quantum* indenizatório. O valor arbitrado a título de danos morais merece correção, uma vez que o critério adotado na sentença monocrática não se encontra de acordo com os princípios de razoabilidade e de proporcionalidade. Deve o magistrado, ao arbitrar os danos morais, sopesar e graduar a extensão do dano, a sua duração, a capacidade econômica do ofensor, bem como as condições pessoais do ofendido. Danos morais majorados para R$12.000. Recursos conhecidos. Desprovimento do primeiro recurso e parcial provimento do segundo.

6. HOSPITAL MUNICIPAL

0088769-40.2004.8.19.0001
Apelação – 1ª ementa
Desembargadora: Helena Cândida Lisboa Gaede
Julgamento: 23 de março de 2010 – 3ª Câmara Cível

Responsabilidade civil do Estado. Danos morais e estéticos. Erro médico. Hospital municipal.

Artigo 37, parágrafo 6º, da Constituição Federal. Responsabilidade objetiva que não se confunde com a integral. Laudo pericial incisivo acerca da ausência de qualquer tratamento inadequado à autora. Afastado o nexo causal pelo perito, não se responsabiliza o município. Ainda que o juízo não esteja adstrito ao laudo, podendo formar a sua convicção com outros elementos ou fatos provados nos autos (artigo 436 do Código de Processo Civil), certo é que a autora/recorrente não produziu qualquer outra prova sobre o nexo causal. Nega-se seguimento ao recurso, na forma do artigo 557, *caput* do Código de Processo Civil.

7. ERRO DO PLANO DE SAÚDE

0015466-23.2007.8.19.0054 (2009.001.50959)
Apelação – 1ª ementa
Desembargador: Ronaldo Rocha Passos
Julgamento: 22 de março de 2010 – 3ª Câmara Cível

Apelação cível. Recusa indevida de realização de exames laboratoriais necessários ao acompanhamento do quadro de saúde de usuário vítima de doença grave. Indevido cancelamento do contrato sob fundamento de falecimento do usuário. Erro reconhecido pela segunda apelante. Aplicação do Código de Defesa do Consumidor. Responsabilidade solidária dos contratantes, à luz dos artigos 7º e 34 do Código de Defesa do Consumidor.

Ora, não é razoável que a má administração da carteira de clientes administrada pelas rés atinja o próprio objeto do contrato de prestação de serviços médicos e seja suportada pelo usuário, que, apesar de adimplente com suas obrigações, teve recusado exame necessário ao acompanhamento de doença grave. Dano moral configurado. Precedentes do STJ. Valor arbitrado monocraticamente com observância dos princípios de razoabilidade e de proporcionalidade. Recurso a que se nega seguimento.

8. INVERSÃO DO ÔNUS DA PROVA

0010123-09.2010.8.19.0000
Agravo de instrumento – 1ª ementa
Desembargador: Cleber Ghelfenstein
Julgamento: 19 de março de 2010 – 14ª Câmara Cível

Agravo de instrumento.

Ação reparatória por danos materiais e morais, sustentando o autor a ocorrência de erro médico. Inversão do ônus da prova, de ofício, pelo magistrado. Em que pese tratar a hipótese de relação de consumo, tal fato, por si só, não autoriza a inversão do ônus da prova. A responsabilidade civil do médico, nesse caso, é subjetiva, cabendo ao autor a prova dos fatos constitutivos de seu direito, a teor do disposto no artigo 333, inciso I, do Código de Processo Civil, não revogado pelo Código de Defesa do Consumidor. Inexistência de verossimilhança das alegações iniciais do autor. Recurso a que se dá provimento, com base no artigo 557, parágrafo 1ºa, para revogar a decisão que inverteu o ônus da prova.

9. ERRO DE DIAGNÓSTICO

0025279-13.2006.8.19.0021
Apelação – 2ª ementa
Desembargador: José Carlos Paes
Julgamento: 17 de março de 2010 – 14ª Câmara Cível

Agravo inominado. Erro de diagnóstico. Dano moral. Cabimento.

1. A relação travada entre as partes é de consumo, enquadrando-se o autor no conceito de consumidor descrito no *caput* do artigo 2º do Código de Defesa do Consumidor, bem como os demandados na máxima contida no *caput* do artigo 3º do citado diploma legal, pois aquele é o destinatário final dos serviços prestados por esses.

2. A responsabilidade, *in casu*, pode ser desmembrada em dois momentos: a priori, destaca-se a responsabilidade objetiva da Semeg Centro Médico de Duque de Caxias, em razão da relação de consumo travada entre as partes, nos termos do que dispõe o artigo 14 do Código de Defesa do Consumidor. Mais adiante, vinculada a ela, encontra-se a responsabilidade subjetiva do preposto do referido centro médico, que procedeu de forma equivocada, de modo que cabe ao demandante comprovar sua atuação culposa. Precedentes.

3. No caso em análise, dúvidas não restam da conduta culposa do médico, restando o nexo causal devidamente evidenciado nos autos.

4. Dano moral configurado. Indenização no valor de R$5.000 mantida, pois fixada em conformidade com os princípios de razoabilidade e de proporcionalidade.

5. Negado provimento ao recurso.

10. ERRO DE DIAGNÓSTICO

0119300-75.2005.8.19.0001
Apelação – 1ª ementa
Desembargadora: Zélia Maria Machado
Julgamento: 23 de março de 2010 – 5ª Câmara Cível

Responsabilidade civil. Erro de diagnóstico. Exame da prova pericial. Ausência de nexo causal.

Pretensão indenizatória manejada contra oftalmologista, em face de suposto erro de diagnóstico. Responsabilidade objetiva, nos termos do artigo 14, *caput* do Código de Defesa do Consumidor. Exame da prova pericial com laudo conclusivo afastando a existência de erro médico no atendimento e no tratamento ministrado à autora. Ausência do nexo causal. Improcedência da pretensão indenizatória mantida. Recurso com seguimento negado pela relatora (artigo 557 do Código de Processo Civil).

11. ERRO DE DIAGNÓSTICO

0007247-57.2007.8.19.0042
Apelação
Desembargador: Maurício Caldas Lopes
Julgamento: 15 de março de 2010 – 2ª Câmara Cível

Ação ordinária. Laboratório. Mamografia. Erro imputado a laudo médico. Plano de saúde. Retardo no fornecimento de senhas de liberação para custeio de procedimentos médicos.

Sentença de improcedência com relação ao laboratório demandado e de procedência quanto à operadora de saúde, para condená-la ao pagamento de R$25.000 a título de danos morais. Apelações. Agravo retido e conversão do feito em diligência. Se os quesitos formulados por uma das partes não dizem respeito à *expertise* médica, fica o perito desobrigado de respondê-los. Suficiente o conteúdo probatório constante dos autos ao desate da lide, desnecessária se exibe a verificação do conteúdo dos vídeos da mamografia realizada, tanto mais quanto o perito, expressamente, consigna haver examinado tal exame, nele não constatando (folha 260) sinais indicativos de malignidade. Oportunidade de manifestação das partes a respeito das considerações do perito e das provas a serem produzidas no momento processual adequado, devidamente ensejadas, em ordem a prejudicar a alegação de cerceamento de defesa. Laudo médico enfático no sentido da inocorrência do alegado erro, tanto mais porque o diagnóstico da moléstia é feito pelo médico que assistia a autora, não assim pelo laboratório. Mamografia que, ademais e isoladamente, não seria suficiente à constatação da moléstia de que era portadora a paciente, mas que conduzira seu médico-assistente a prescrever-lhe novos exames com vistas ao respectivo diagnóstico final. Ausência, ademais, de lesão a direito da personalidade e do respectivo nexo causal, se o pretendido equívoco do laudo da mamografia não induzira a autora e seu médico em erro qualquer, menos ainda encerrara as investigações a propósito da doença, diagnosticada e tratada depois com precisão. Operadora de saúde. Retardo na liberação de procedimentos médico-hospitalares. Recusa, ademais, de cobertura de exames e procedimentos – depois reembolsados, que se confortam na prova testemunhal recolhida. É firme, unívoco e reiterado o entendimento do egrégio Superior Tribunal de Justiça no sentido de que a recusa indevida à cobertura médica enseja reparação a título de danos morais, em decorrência da agravação do estado de aflição por que já passa o segurado enfermo. Dano moral configurado. *Quantum* indenizatório fixado que se exibe excessivo. Redução. Parcial provimento do recurso do plano de saúde réu, negado seguimento ao da autora na parte em que não prejudicado.

12. DEMORA DE DIAGNÓSTICO

0053828-98.2003.8.19.0001
Apelação – 2ª ementa
Desembargador: Sidney Hartung
Julgamento: 16 de março de 2010 – 4ª Câmara Cível

Agravo do artigo 557, parágrafo 1º, do Código de Processo Civil, em apelação de responsabilidade civil. Erro médico. Ausência de provas. Demora de diagnóstico.

Inexistência de responsabilidade civil, por ausência de nexo causal, entre a conduta da ré e o resultado lesivo. Câncer na cabeça do pâncreas. Laudo pericial concluindo pela dificuldade de diagnóstico e pelo alto grau de agressividade do tumor. Impossibilidade de reconhecimento de verba por danos materiais e morais. Precedentes. Improvimento do agravo do artigo 557, parágrafo 1º, do Código de Processo Civil.

13. ERRO DE PROCEDIMENTO ODONTOLÓGICO

0084887-07.2003.8.19.0001 (2009.001.60460)
Apelação – 1ª ementa
Desembargador: Luiz Felipe Francisco
Julgamento: 16 de março de 2010 – 8ª Câmara Cível

Apelação cível. Ação indenizatória. Responsabilidade civil. Pretensão de reparação por erro médico.

Alegação de extração dentária incorreta por médico de posto de saúde do município do Rio de Janeiro. Autora, ora apelante, que não juntou documentação radiológica do início do tratamento, apesar de requisitada pelo perito. Não comprovação do dano nem do nexo de causalidade. Irresignação que não se sustenta. Desprovimento do recurso.

14. ERRO NO TRATAMENTO

0002054-76.1998.8.19.0042
Apelação/Reexame necessário
Desembargadora: Zélia Maria Machado
Julgamento: 16 de março de 2010 – 5ª Câmara Cível

Responsabilidade civil. Fundação prestadora de serviço público. Atendimento hospitalar. Erro no tratamento. Comprovação do nexo causal. Dever de indenizar. Verbas.

1 – Morte de menor atendido no hospital da fundação e tratado inadequadamente, com dosagem equivocada de medicação.

2 – Prova da negligência e da imperícia médicas, considerando, inclusive, a ausência de médicos plantonistas que, dado o estado mental do paciente de menos de 18 anos, poderiam impedir a tentativa de retirada dos aparelhos e tubos de respiração a que estava conectado e, por fim, o envenenamento provocado pelo próprio, que lhe retirou a vida.

3 – Responsabilidade civil da fundação, por aplicação da teoria do risco administrativo ou objetiva, a que alude o artigo 37, parágrafo 6º, da Constituição Federal, incidente mesmo não havendo culpa do agente causador do dano.

4 – Verificação da concorrência de causas de ambas as partes para o resultado em morte e do dano sofrido pela autora, mãe do paciente morto, diante das circunstâncias de ser a vítima menor de 17 anos, com problemas psicológicos. Dano patrimonial compatível e em consonância com a jurisprudência do STJ.

5 – Redução da verba indenizatória imaterial.

6 – Recurso parcialmente provido.

15. INFECÇÃO ABDOMINAL

0000160-07.2000.8.19.0071
Apelação
Desembargadora: Maria Augusta Vaz
Julgamento: 16 de março de 2010 – 1ª Câmara Cível

Ação indenizatória. Apendicite. Ocorrência de septicemia após a realização da cirurgia. Alegação de erro médico. Inexistência. Desprovimento do recurso.

Ao chegar ao hospital, réu na ação, o autor apresentava quadro séptico em evolução, em estado de urgência, em sério processo de infecção abdominal. A internação no hospital foi providencial à manutenção de sua vida, sendo-lhe prestados os procedimentos de emergência e mantido o autor por dez dias em centro de tratamento intensivo (CTI), somente lhe sendo concedida alta hospitalar depois de cessado o risco de morte. As conclusões do laudo pericial são bastante claras no sentido de não ser cabível impor ao hospital réu qualquer responsabilização pelas sequelas sofridas pelo autor, pois, na verdade, a atuação do hospital impediu que o quadro clínico do recorrente evoluísse de forma negativa, causando seu óbito. A prestação dos serviços médicos, como descrita nestes autos, não pode ser definida como obrigação de resultado, mas, sim, como obrigação de meio, devendo o prestador do serviço envidar todos os esforços no sentido de prover ao paciente a melhor técnica disponível, não sendo possível exigir do médico que os resultados de sua intervenção sejam sempre os melhores possíveis. Eis que a ciência médica, tal como muitas outras, ainda possui inúmeras limitações. O laudo pericial é a prova de que não houve qualquer defeito na prestação dos serviços por parte do hospital réu, razão pela qual não merece reforma a sentença vergastada. Nega-se provimento ao recurso.

CÓDIGO DE ÉTICA MÉDICA

1. RESOLUÇÃO CFM 1.931/2009

Publicada no *Diário Oficial da União*, em 24 de setembro de 2009, seção I, página 90.
Retificação publicada no *Diário Oficial da União*, em 13 de outubro de 2009, seção I, página 173.

O Conselho Federal de Medicina, no uso das atribuições conferidas pela lei 3.268, de 30 de setembro de 1957, regulamentada pelo decreto 44.045, de 19 de julho de 1958, modificado pelo decreto 6.821, de 14 de abril de 2009 e pela lei 11.000, de 15 de dezembro de 2004, e consubstanciado nas leis 6.828, de 29 de outubro de 1980 e 9.784, de 29 de janeiro de 1999, e considerando:

• Que os conselhos de Medicina são ao mesmo tempo julgadores e disciplinadores da classe médica, cabendo-lhes zelar e trabalhar, por todos os meios ao seu alcance, pelo perfeito desempenho ético da Medicina e pelo prestígio e bom conceito da profissão e dos que a exerçam legalmente;

• Que as normas do Código de Ética Médica devem submeter-se aos dispositivos constitucionais vigentes;

• A busca de melhor relacionamento com o paciente e a garantia de maior autonomia a sua vontade;

• As propostas formuladas ao longo dos anos de 2008 e 2009 pelos conselhos regionais de Medicina, pelas entidades médicas, pelos médicos e por instituições científicas e universitárias para a revisão do atual Código de Ética Médica;

• As decisões da IV Conferência Nacional de Ética Médica, que elaborou, com participação de delegados médicos de todo o Brasil, um novo Código de Ética Médica revisado;

• O decidido pelo Conselho Pleno Nacional reunido em 29 de agosto de 2009;

• E, finalmente, o decidido em sessão plenária de 17 de setembro de 2009.

Resolve:

Artigo 1º – Aprovar o Código de Ética Médica, anexo a esta resolução, após sua revisão e atualização.

Artigo 2º – O Conselho Federal de Medicina, sempre que necessário, expedirá resoluções que complementem este Código de Ética Médica e facilitem sua aplicação.

Artigo 3º – O código anexo a esta resolução entra em vigor 180 dias após a data de sua publicação e, a partir daí, revoga-se o Código de Ética Médica aprovado pela resolução CFM 1.246, publicada no Diário Oficial da União, em 26 de janeiro de 1988, seção I, páginas 1.574 a 1.579, bem como as demais disposições em contrário.

2. CÓDIGO DE ÉTICA MÉDICA

Preâmbulo

I – O presente Código de Ética Médica contém as normas que devem ser seguidas pelos médicos no exercício de sua profissão, inclusive no exercício de atividades relativas ao ensino, à pesquisa e à administração de serviços de saúde, bem como no exercício de quaisquer outras atividades em que se utilize o conhecimento advindo do estudo da Medicina.

II – As organizações de prestação de serviços médicos estão sujeitas às normas deste código.

III – Para o exercício da Medicina, impõe-se a inscrição no conselho regional do respectivo estado, território ou Distrito Federal.

IV – A fim de garantir o acatamento e a cabal execução deste código, o médico comunicará ao Conselho Regional de Medicina, com discrição e fundamento, fatos de que tenha conhecimento e que caracterizem possível infração do presente código e das demais normas que regulam o exercício da Medicina.

V – A fiscalização do cumprimento das normas estabelecidas neste código é atribuição dos conselhos de Medicina, das comissões de ética e dos médicos em geral.

VI – Este Código de Ética Médica é composto de 25 princípios fundamentais do exercício da Medicina, dez normas diceológicas, 118 normas deontológicas e quatro disposições gerais. A transgressão das normas deontológicas sujeitará os infratores às penas disciplinares previstas em lei.

Capítulo I – Princípios fundamentais

I – A Medicina é uma profissão a serviço da saúde do ser humano e da coletividade e será exercida sem discriminação de nenhuma natureza.

II – O alvo de toda a atenção do médico é a saúde do ser humano, em benefício da qual deverá agir com o máximo de zelo e o melhor de sua capacidade profissional.

III – Para exercer a Medicina com honra e dignidade, o médico necessita ter boas condições de trabalho e ser remunerado de forma justa.

IV – Ao médico cabe zelar e trabalhar pelo perfeito desempenho ético da Medicina, bem como pelo prestígio e bom conceito da profissão.

V – Compete ao médico aprimorar continuamente seus conhecimentos e usar o melhor do progresso científico em benefício do paciente.

VI – O médico guardará absoluto respeito pelo ser humano e atuará sempre em seu benefício. Jamais utilizará seus conhecimentos para causar sofrimento físico ou moral, para o extermínio do ser humano ou para permitir e acobertar tentativa contra sua dignidade e integridade.

VII – O médico exercerá sua profissão com autonomia, não sendo obrigado a prestar serviços que contrariem os ditames de sua consciência ou a quem não deseje, excetuadas as situações de ausência de outro médico, em caso de urgência ou emergência, ou quando sua recusa possa trazer danos à saúde do paciente.

VIII – O médico não pode, em nenhuma circunstância ou sob nenhum pretexto, renunciar a sua liberdade profissional, nem permitir quaisquer restrições ou imposições que possam prejudicar a eficiência e a correção de seu trabalho.

IX – A Medicina não pode, em nenhuma circunstância ou forma, ser exercida como comércio.

X – O trabalho do médico não pode ser explorado por terceiros com objetivos de lucro, finalidade política ou religiosa.

XI – O médico guardará sigilo a respeito das informações de que detenha conhecimento no desempenho de suas funções, com exceção dos casos previstos em lei.

XII – O médico empenhar-se-á pela melhor adequação do trabalho ao ser humano, pela eliminação e pelo controle dos riscos à saúde inerentes às atividades laborais.

XIII – O médico comunicará às autoridades competentes quaisquer formas de deterioração do ecossistema, prejudiciais à saúde e à vida.

XIV – O médico empenhar-se-á em melhorar os padrões dos serviços médicos e em assumir sua responsabilidade em relação à saúde pública, à educação sanitária e à legislação referente à saúde.

XV – O médico será solidário com os movimentos de defesa da dignidade profissional, seja por remuneração digna e justa, seja por condições de trabalho compatíveis com o exercício ético-profissional da Medicina e seu aprimoramento técnico-científico.

XVI – Nenhuma disposição estatutária ou regimental de hospital ou de instituição, pública ou privada, limitará a escolha, pelo médico, dos meios cientificamente reconhecidos a serem praticados para o estabelecimento do diagnóstico e da execução do tratamento, salvo quando em benefício do paciente.

XVII – As relações do médico com os demais profissionais devem basear-se no respeito mútuo, na liberdade e na independência de cada um, buscando sempre o interesse e o bem-estar do paciente.

XVIII – O médico terá, para com os colegas, respeito, consideração e solidariedade, sem se eximir de denunciar atos que contrariem os postulados éticos.

XIX – O médico se responsabilizará, em caráter pessoal e nunca presumido, pelos seus atos profissionais, resultantes de relação particular de confiança e executados com diligência, competência e prudência.

XX – A natureza personalíssima da atuação profissional do médico não caracteriza relação de consumo.

XXI – No processo de tomada de decisões profissionais, de acordo com seus ditames de consciência e as previsões legais, o médico aceitará as escolhas de seus pacientes relativas aos procedimentos diagnósticos e terapêuticos por eles expressos, desde que adequadas ao caso e cientificamente reconhecidas.

XXII – Nas situações clínicas irreversíveis e terminais, o médico evitará a realização de procedimentos diagnósticos e terapêuticos desnecessários e propiciará aos pacientes sob sua atenção todos os cuidados paliativos apropriados.

XXIII – Quando envolvido na produção de conhecimento científico, o médico agirá com isenção e independência, visando ao maior benefício para os pacientes e a sociedade.

XXIV – Sempre que participar de pesquisas envolvendo seres humanos ou qualquer animal, o médico respeitará as normas éticas nacionais, bem como protegerá a vulnerabilidade dos sujeitos da pesquisa.

XXV – Na aplicação dos conhecimentos criados pelas novas tecnologias, considerando-se suas repercussões tanto nas gerações presentes quanto nas futuras, o médico zelará para que as pessoas não sejam discriminadas por nenhuma razão vinculada à herança genética, protegendo-as em sua dignidade, identidade e integridade.

Capítulo II – Direitos dos médicos

É direito do médico:

I – Exercer a Medicina sem ser discriminado por questões de religião, etnia, sexo, nacionalidade, cor, orientação sexual, idade, condição social, opinião política ou de qualquer outra natureza.

II – Indicar o procedimento adequado ao paciente, observadas as práticas cientificamente reconhecidas e respeitada a legislação vigente.

III – Apontar falhas em normas, contratos e práticas internas das instituições em que trabalhe quando as julgar indignas do exercício da profissão ou prejudiciais a si mesmo, ao paciente ou a terceiros, devendo dirigir-se, nesses casos, aos órgãos competentes e, obrigatoriamente, à comissão de ética e ao Conselho Regional de Medicina de sua jurisdição.

IV – Recusar-se a exercer sua profissão em instituição pública ou privada onde as condições de trabalho não sejam dignas ou possam prejudicar a própria saúde ou a do paciente, bem como a dos demais profissionais. Nesse caso, comunicará imediatamente sua decisão à comissão de ética e ao Conselho Regional de Medicina.

V – Suspender suas atividades, individualmente ou coletivamente, quando a instituição pública ou privada para a qual trabalhe não oferecer condições adequadas para o exercício profissional ou não o remunerar digna e justamente, ressalvadas as situações de urgência e emergência, devendo comunicar imediatamente sua decisão ao Conselho Regional de Medicina.

VI – Internar e assistir seus pacientes em hospitais privados e públicos com caráter filantrópico ou não, ainda que não faça parte do seu corpo clínico, respeitadas as normas técnicas aprovadas pelo Conselho Regional de Medicina da pertinente jurisdição.

VII – Requerer desagravo público ao Conselho Regional de Medicina quando atingido no exercício de sua profissão.

VIII – Decidir, em qualquer circunstância, levando em consideração sua experiência e capacidade profissional, o tempo a ser dedicado ao paciente, evitando que o acúmulo de encargos ou de consultas venha a prejudicá-lo.

IX – Recusar-se a realizar atos médicos que, embora permitidos por lei, sejam contrários aos ditames de sua consciência.

X – Estabelecer seus honorários de forma justa e digna.

Capítulo III – Responsabilidade profissional

É vedado ao médico:

Artigo 1º – Causar dano ao paciente, por ação ou omissão, caracterizável como imperícia, imprudência ou negligência.

Parágrafo único. A responsabilidade médica é sempre pessoal, e não pode ser presumida.

Artigo 2º – Delegar a outros profissionais atos ou atribuições exclusivos da profissão médica.

Artigo 3º – Deixar de assumir responsabilidade sobre procedimento médico que indicou ou do qual participou, mesmo quando vários médicos tenham assistido o paciente.

Artigo 4º – Deixar de assumir a responsabilidade de qualquer ato profissional que tenha praticado ou indicado, ainda que solicitado ou consentido pelo paciente ou por seu representante legal.

Artigo 5º – Assumir responsabilidade por ato médico que não praticou ou do qual não participou.

Artigo 6º – Atribuir seus insucessos a terceiros e a circunstâncias ocasionais, exceto nos casos em que isso possa ser devidamente comprovado.

Artigo 7º – Deixar de atender em setores de urgência e emergência, quando for de sua obrigação fazê-lo, expondo a risco a vida de pacientes, mesmo respaldado por decisão majoritária da categoria.

Artigo 8º – Afastar-se de suas atividades profissionais, mesmo temporariamente, sem deixar outro médico encarregado do atendimento de seus pacientes internados ou em estado grave.

Artigo 9º – Deixar de comparecer a plantão em horário pré-estabelecido ou abandoná-lo sem a presença de substituto, salvo por justo impedimento.

Parágrafo único. Na ausência de médico plantonista substituto, a direção técnica do estabelecimento de saúde deve providenciar a substituição.

Artigo 10 – Acumpliciar-se com os que exercem ilegalmente a Medicina ou com profissionais ou instituições médicas nas quais se pratiquem atos ilícitos.

Artigo 11 – Receitar, atestar ou emitir laudos de forma secreta ou ilegível, sem a devida identificação de seu número de registro no Conselho Regional de Medicina da sua jurisdição, bem como assinar em branco folhas de receituários, atestados, laudos ou quaisquer outros documentos médicos.

Artigo 12 – Deixar de esclarecer o trabalhador sobre as condições de trabalho que ponham em risco sua saúde, devendo comunicar o fato aos empregadores responsáveis.

Parágrafo único. Se o fato persistir, é dever do médico comunicar o ocorrido às autoridades competentes e ao Conselho Regional de Medicina.

Artigo 13 – Deixar de esclarecer o paciente sobre as determinantes sociais, ambientais ou profissionais de sua doença.

Artigo 14 – Praticar ou indicar atos médicos desnecessários ou proibidos pela legislação vigente no país.

Artigo 15 – Descumprir legislação específica nos casos de transplantes de órgãos ou de tecidos, esterilização, fecundação artificial, abortamento, manipulação ou terapia genética.

Parágrafo 1º. No caso de procriação medicamente assistida, a fertilização não deve conduzir sistematicamente à ocorrência de embriões supranumerários.

Parágrafo 2º. O médico não deve realizar a procriação medicamente assistida com nenhum dos seguintes objetivos:

I – Criar seres humanos geneticamente modificados;

II – Criar embriões para investigação;

III – Criar embriões com finalidades de escolha de sexo, eugenia ou para originar híbridos ou quimeras.

Parágrafo 3º. Praticar procedimento de procriação medicamente assistida sem que os participantes estejam de inteiro acordo e devidamente esclarecidos sobre o mesmo.

Artigo 16 – Intervir sobre o genoma humano com vista a sua modificação, exceto na terapia gênica, excluindo-se qualquer ação em células germinativas que resulte na modificação genética da descendência.

Artigo 17 – Deixar de cumprir, salvo por motivo justo, as normas emanadas dos conselhos federal e regionais de Medicina e de atender as suas requisições administrativas, intimações ou notificações no prazo determinado.

Artigo 18 – Desobedecer aos acórdãos e às resoluções dos conselhos federal e regionais de Medicina ou desrespeitá-los.

Artigo 19 – Deixar de assegurar, quando investido em cargo ou função de direção, os direitos dos médicos e as demais condições adequadas para o desempenho ético-profissional da Medicina.

Artigo 20 – Permitir que interesses pecuniários, políticos, religiosos ou de quaisquer outras ordens, do seu empregador ou superior hierárquico ou do financiador público ou privado da assistência à saúde interfiram na escolha dos melhores meios de prevenção, diagnóstico ou tratamento disponíveis e cientificamente reconhecidos no interesse da saúde do paciente ou da sociedade.

Artigo 21 – Deixar de colaborar com as autoridades sanitárias ou infringir a legislação pertinente.

Capítulo IV – Direitos humanos

É vedado ao médico:

Artigo 22 – Deixar de obter consentimento do paciente ou de seu representante legal após esclarecê-lo sobre o procedimento a ser realizado, salvo em caso de risco iminente de morte.

Artigo 23 – Tratar o ser humano sem civilidade ou consideração, desrespeitar sua dignidade ou discriminá-lo de qualquer forma ou sob qualquer pretexto.

Artigo 24 – Deixar de garantir ao paciente o exercício do direito de decidir livremente sobre sua pessoa ou seu bem-estar, bem como exercer sua autoridade para limitá-lo.

Artigo 25 – Deixar de denunciar prática de tortura ou de procedimentos degradantes, desumanos ou cruéis, praticá-las, bem como ser conivente com quem as realize ou fornecer meios, instrumentos, substâncias ou conhecimentos que as facilitem.

Artigo 26 – Deixar de respeitar a vontade de qualquer pessoa, considerada capaz física e mentalmente, em greve de fome ou alimentá-la compulsoriamente, devendo cientificá-la das prováveis complicações do jejum prolongado e, na hipótese de risco iminente de morte, tratá-la.

Artigo 27 – Desrespeitar a integridade física e mental do paciente ou utilizar-se de meio que possa alterar sua personalidade ou sua consciência em investigação policial ou de qualquer outra natureza.

Artigo 28 – Desrespeitar o interesse e a integridade do paciente em qualquer instituição na qual esteja recolhido, independentemente da própria vontade.

Parágrafo único. Caso ocorram quaisquer atos lesivos à personalidade e à saúde física ou mental dos pacientes confiados ao médico, este estará obrigado a denunciar o fato à autoridade competente e ao Conselho Regional de Medicina.

Artigo 29 – Participar, direta ou indiretamente, da execução de pena de morte.

Artigo 30 – Usar da profissão para corromper costumes, cometer ou favorecer crime.

Capítulo V – Relação com pacientes e familiares

É vedado ao médico:

Artigo 31 – Desrespeitar o direito do paciente ou de seu representante legal de decidir livremente sobre a execução de práticas diagnósticas ou terapêuticas, salvo em caso de iminente risco de morte.

Artigo 32 – Deixar de usar todos os meios disponíveis de diagnóstico e tratamento, cientificamente reconhecidos e a seu alcance, em favor do paciente.

Artigo 33 – Deixar de atender paciente que procure seus cuidados profissionais em casos de urgência ou emergência, quando não haja outro médico ou serviço médico em condições de fazê-lo.

Artigo 34 – Deixar de informar ao paciente o diagnóstico, o prognóstico, os riscos e os objetivos do tratamento, salvo quando a comunicação direta possa lhe provocar dano, devendo, nesse caso, fazer a comunicação a seu representante legal.

Artigo 35 – Exagerar a gravidade do diagnóstico ou do prognóstico, complicar a terapêutica ou exceder-se no número de visitas, consultas ou quaisquer outros procedimentos médicos.

Artigo 36 – Abandonar paciente sob seus cuidados.

Parágrafo 1º. Ocorrendo fatos que, a seu critério, prejudiquem o bom relacionamento com o paciente ou o pleno desempenho profissional, o médico tem o direito de renunciar ao atendimento, desde que comunique previamente ao paciente ou a seu representante legal, assegurando-se da continuidade dos cuidados e fornecendo todas as informações necessárias ao médico que lhe suceder.

Parágrafo 2º. Salvo por motivo justo, comunicado ao paciente ou aos seus familiares, o médico não abandonará o paciente por ser este portador de moléstia crônica ou incurável e continuará a assisti-lo ainda que para cuidados paliativos.

Artigo 37 – Prescrever tratamento ou outros procedimentos sem exame direto do paciente, salvo em casos de urgência ou emergência e impossibilidade comprovada de realizá-lo, devendo, nesse caso, fazê-lo imediatamente após cessar o impedimento.

Parágrafo único. O atendimento médico a distância, nos moldes da telemedicina ou de outro método, dar-se-á sob regulamentação do Conselho Federal de Medicina.

Artigo 38 – Desrespeitar o pudor de qualquer pessoa sob seus cuidados profissionais.

Artigo 39 – Opor-se à realização de junta médica ou segunda opinião solicitada pelo paciente ou por seu representante legal.

Artigo 40 – Aproveitar-se de situações decorrentes da relação médico-paciente para obter vantagem física, emocional, financeira ou de qualquer outra natureza.

Artigo 41 – Abreviar a vida do paciente, ainda que a pedido deste ou de seu representante legal.

Parágrafo único. Nos casos de doença incurável e terminal, deve o médico oferecer todos os cuidados paliativos disponíveis sem empreender ações diagnósticas ou terapêuticas inúteis ou obstinadas, levando sempre em consideração a vontade expressa do paciente ou, na sua impossibilidade, a de seu representante legal.

Artigo 42 – Desrespeitar o direito do paciente de decidir livremente sobre método contraceptivo, devendo sempre esclarecê-lo sobre indicação, segurança, reversibilidade e risco de cada método.

Capítulo VI – Doação e transplante de órgãos e tecidos

É vedado ao médico:

Artigo 43 – Participar do processo de diagnóstico da morte ou da decisão de suspender meios artificiais para prolongar a vida do possível doador, quando pertencente à equipe de transplante.

Artigo 44 – Deixar de esclarecer o doador, o receptor ou seus representantes legais sobre os riscos decorrentes de exames, intervenções cirúrgicas e outros procedimentos nos casos de transplantes de órgãos.

Artigo 45 – Retirar órgão de doador vivo quando este for juridicamente incapaz, mesmo se houver autorização de seu representante legal, exceto nos casos permitidos e regulamentados em lei.

Artigo 46 – Participar direta ou indiretamente da comercialização de órgãos ou de tecidos humanos.

Capítulo VII – Relação entre médicos

É vedado ao médico:

Artigo 47 – Usar de sua posição hierárquica para impedir, por motivo de crença religiosa, convicção filosófica, política, interesse econômico ou qualquer outro, que não técnico-científico ou ético, que as instalações e os demais recursos da instituição sob sua direção sejam utilizados por outros médicos no exercício da profissão, particularmente se forem os únicos existentes no local.

Artigo 48 – Assumir emprego, cargo ou função para suceder médico demitido ou afastado em represália à atitude de defesa de movimentos legítimos da categoria ou da aplicação deste código.

Artigo 49 – Assumir condutas contrárias a movimentos legítimos da categoria médica com a finalidade de obter vantagens.

Artigo 50 – Acobertar erro ou conduta antiética de médico.

Artigo 51 – Praticar concorrência desleal com outro médico.

Artigo 52 – Desrespeitar a prescrição ou o tratamento de paciente, determinados por outro médico, mesmo quando em função de chefia ou de auditoria, salvo em situação de indiscutível benefício para o paciente, devendo comunicar imediatamente o fato ao médico responsável.

Artigo 53 – Deixar de encaminhar o paciente que lhe foi enviado para procedimento especializado de volta ao médico assistente e, na ocasião, fornecer-lhe as devidas informações sobre o ocorrido no período em que por ele se responsabilizou.

Artigo 54 – Deixar de fornecer a outro médico informações sobre o quadro clínico de paciente, desde que autorizado por este ou por seu representante legal.

Artigo 55 – Deixar de informar ao substituto o quadro clínico dos pacientes sob sua responsabilidade ao ser substituído ao fim do seu turno de trabalho.

Artigo 56 – Utilizar-se de sua posição hierárquica para impedir que seus subordinados atuem dentro dos princípios éticos.

Artigo 57 – Deixar de denunciar atos que contrariem os postulados éticos à comissão de ética da instituição em que exerce seu trabalho profissional e, se necessário, ao Conselho Regional de Medicina.

Capítulo VIII – Remuneração profissional

É vedado ao médico:

Artigo 58 – O exercício mercantilista da Medicina.

Artigo 59 – Oferecer ou aceitar remuneração ou vantagens por paciente encaminhado ou recebido, bem como por atendimentos não prestados.

Artigo 60 – Permitir a inclusão de nomes de profissionais que não participaram do ato médico para efeito de cobrança de honorários.

Artigo 61 – Deixar de ajustar previamente com o paciente o custo estimado dos procedimentos.

Artigo 62 – Subordinar os honorários ao resultado do tratamento ou à cura do paciente.

Artigo 63 – Explorar o trabalho de outro médico, isoladamente ou em equipe, na condição de proprietário, sócio, dirigente ou gestor de empresas ou instituições prestadoras de serviços médicos.

Artigo 64 – Agenciar, aliciar ou desviar, por qualquer meio, para clínica particular ou instituições de qualquer natureza, paciente atendido pelo sistema público de saúde ou dele utilizar-se para a execução de procedimentos médicos em sua clínica privada, como forma de obter vantagens pessoais.

Artigo 65 – Cobrar honorários de paciente assistido em instituição que se destina à prestação de serviços públicos ou receber remuneração de paciente como complemento de salário ou de honorários.

Artigo 66 – Praticar dupla cobrança por ato médico realizado.

Parágrafo único. A complementação de honorários em serviço privado pode ser cobrada quando prevista em contrato.

Artigo 67 – Deixar de manter a integralidade do pagamento e permitir descontos ou retenção de honorários, salvo os previstos em lei, quando em função de direção ou de chefia.

Artigo 68 – Exercer a profissão com interação ou dependência de farmácia, indústria farmacêutica, ótica ou qualquer organização destinada à fabricação, manipulação, promoção ou comercialização de produtos de prescrição médica, qualquer que seja sua natureza.

Artigo 69 – Exercer simultaneamente a Medicina e a Farmácia ou obter vantagem pelo encaminhamento de procedimentos, pela comercialização de medicamentos, órteses, próteses ou implantes de qualquer natureza, cuja compra decorra de influência direta em virtude de sua atividade profissional.

Artigo 70 – Deixar de apresentar separadamente seus honorários quando outros profissionais participarem do atendimento ao paciente.

Artigo 71 – Oferecer seus serviços profissionais como prêmio, qualquer que seja sua natureza.

Artigo 72 – Estabelecer vínculo de qualquer natureza com empresas que anunciam ou comercializam planos de financiamento, cartões de descontos ou consórcios para procedimentos médicos.

Capítulo IX – Sigilo profissional

É vedado ao médico:

Artigo 73 – Revelar fato de que tenha conhecimento em virtude do exercício de sua profissão, salvo por motivo justo, dever legal ou consentimento, por escrito, do paciente.

Parágrafo único. Permanece essa proibição: a) mesmo que o fato seja de conhecimento público ou o paciente tenha falecido; b) quando de seu depoimento como testemunha. Nessa hipótese, o médico comparecerá perante a autoridade e declarará seu impedimento; c) na investigação de suspeita de crime, o médico estará impedido de revelar segredo que possa expor o paciente a processo penal.

Artigo 74 – Revelar sigilo profissional relacionado a paciente menor de idade, inclusive a seus pais ou representantes legais, desde que o menor tenha capacidade de discernimento, salvo quando a não revelação possa acarretar dano ao paciente.

Artigo 75 – Fazer referência a casos clínicos identificáveis, exibir pacientes ou seus retratos em anúncios profissionais ou na divulgação de assuntos médicos, em meios de comunicação em geral, mesmo com autorização do paciente.

Artigo 76 – Revelar informações confidenciais obtidas quando do exame médico de trabalhadores, inclusive por exigência dos dirigentes de empresas ou de instituições, salvo se o silêncio puser em risco a saúde dos empregados ou da comunidade.

Artigo 77 – Prestar informações a empresas seguradoras sobre as circunstâncias da morte do paciente sob seus cuidados, além das contidas na declaração de óbito, salvo por expresso consentimento do seu representante legal.

Artigo 78 – Deixar de orientar seus auxiliares e alunos a respeitar o sigilo profissional e zelar para que seja por eles mantido.

Artigo 79 – Deixar de guardar o sigilo profissional na cobrança de honorários por meio judicial ou extrajudicial.

Capítulo X – Documentos médicos

É vedado ao médico:

Artigo 80 – Expedir documento médico sem ter praticado ato profissional que o justifique, que seja tendencioso ou que não corresponda à verdade.

Artigo 81 – Atestar como forma de obter vantagens.

Artigo 82 – Usar formulários de instituições públicas para prescrever ou atestar fatos verificados na clínica privada.

Artigo 83 – Atestar óbito quando não o tenha verificado pessoalmente ou quando não tenha prestado assistência ao paciente, salvo, no último caso, se o fizer como plantonista, médico substituto ou em caso de necropsia e verificação médico-legal.

Artigo 84 – Deixar de atestar óbito de paciente ao qual vinha prestando assistência, exceto quando houver indícios de morte violenta.

Artigo 85 – Permitir o manuseio e o conhecimento dos prontuários por pessoas não obrigadas ao sigilo profissional quando sob sua responsabilidade.

Artigo 86 – Deixar de fornecer laudo médico ao paciente ou a seu representante legal quando aquele for encaminhado ou transferido para continuação do tratamento ou em caso de solicitação de alta.

Artigo 87 – Deixar de elaborar prontuário legível para cada paciente.

Parágrafo 1º. O prontuário deve conter os dados clínicos necessários para a boa condução do caso, sendo preenchido, em cada avaliação, em ordem cronológica com data, hora, assinatura e número de registro do médico no Conselho Regional de Medicina.

Parágrafo 2º. O prontuário estará sob a guarda do médico ou da instituição que assiste o paciente.

Artigo 88 – Negar ao paciente acesso a seu prontuário, deixar de lhe fornecer cópia quando solicitada, bem como deixar de lhe dar explicações necessárias a sua compreensão, salvo quando ocasionarem riscos ao próprio paciente ou a terceiros.

Artigo 89 – Liberar cópias do prontuário sob sua guarda, salvo quando autorizado, por escrito, pelo paciente, para atender ordem judicial ou para a sua própria defesa.

Parágrafo 1º. Quando requisitado judicialmente, o prontuário será disponibilizado ao perito médico nomeado pelo juiz.

Parágrafo 2º. Quando o prontuário for apresentado em sua própria defesa, o médico deverá solicitar que seja observado o sigilo profissional.

Artigo 90 – Deixar de fornecer cópia do prontuário médico de seu paciente quando de sua requisição pelos conselhos regionais de Medicina.

Artigo 91 – Deixar de atestar atos executados no exercício profissional, quando solicitado pelo paciente ou por seu representante legal.

Capítulo XI – Auditoria e perícia médica

É vedado ao médico:

Artigo 92 – Assinar laudos periciais, auditoriais ou de verificação médico-legal quando não tenha realizado pessoalmente o exame.

Artigo 93 – Ser perito ou auditor do próprio paciente, de pessoa de sua família ou de qualquer outra com a qual tenha relações capazes de influir em seu trabalho ou de empresa em que atue ou tenha atuado.

Artigo 94 – Intervir, quando em função de auditor, assistente técnico ou perito, nos atos profissionais de outro médico, ou fazer qualquer apreciação em presença do examinado, reservando suas observações para o relatório.

Artigo 95 – Realizar exames médico-periciais de corpo de delito em seres humanos no interior de prédios ou de dependências de delegacias de polícia, unidades militares, casas de detenção e presídios.

Artigo 96 – Receber remuneração ou gratificação por valores vinculados à glosa ou ao sucesso da causa, quando na função de perito ou de auditor.

Artigo 97 – Autorizar, vetar, bem como modificar, quando na função de auditor ou de perito, procedimentos propedêuticos ou terapêuticos instituídos, salvo, no último caso, em situações de urgência, emergência ou iminente perigo de morte do paciente, comunicando, por escrito, o fato ao médico assistente.

Artigo 98 – Deixar de atuar com absoluta isenção quando designado para servir como perito ou como auditor, bem como ultrapassar os limites de suas atribuições e de sua competência.

Parágrafo único. O médico tem direito à justa remuneração pela realização do exame pericial.

Capítulo XII - Ensino e pesquisa médica

É vedado ao médico:

Artigo 99 – Participar de qualquer tipo de experiência envolvendo seres humanos com fins bélicos, políticos, étnicos, eugênicos ou outros que atentem contra a dignidade humana.

Artigo 100 – Deixar de obter aprovação de protocolo para a realização de pesquisa em seres humanos, de acordo com a legislação vigente.

Artigo 101 – Deixar de obter do paciente ou de seu representante legal o termo de consentimento livre e esclarecido para a realização de pesquisa envolvendo seres humanos, após as devidas explicações sobre a natureza e as consequências da pesquisa.

Parágrafo único. No caso de o sujeito de pesquisa ser menor de idade, além do consentimento de seu representante legal, é necessário seu assentimento livre e esclarecido na medida de sua compreensão.

Artigo 102 – Deixar de utilizar a terapêutica correta, quando seu uso estiver liberado no país.

Parágrafo único. A utilização de terapêutica experimental é permitida quando aceita pelos órgãos competentes e com o consentimento do paciente ou de seu representante legal, adequadamente esclarecidos da situação e das possíveis consequências.

Artigo 103 – Realizar pesquisa em uma comunidade sem antes informá-la e esclarecê-la sobre a natureza da investigação e deixar de atender ao objetivo de proteção à saúde pública, respeitadas as características locais e a legislação pertinente.

Artigo 104 – Deixar de manter independência profissional e científica em relação a financiadores de pesquisa médica, satisfazendo interesse comercial ou obtendo vantagens pessoais.

Artigo 105 – Realizar pesquisa médica em sujeitos que sejam direta ou indiretamente dependentes ou subordinados ao pesquisador.

Artigo 106 – Manter vínculo de qualquer natureza com pesquisas médicas, envolvendo seres humanos, que usem placebo em seus experimentos, quando houver tratamento eficaz e efetivo para a doença pesquisada.

Artigo 107 – Publicar em seu nome trabalho científico do qual não tenha participado; atribuir-se autoria exclusiva de trabalho realizado por seus subordinados ou outros profissionais, mesmo quando executados sob sua orientação; bem como omitir do artigo científico o nome de quem dele tenha participado.

Artigo 108 – Utilizar dados, informações ou opiniões ainda não publicados, sem referência ao seu autor ou sem sua autorização por escrito.

Artigo 109 – Deixar de zelar, quando docente ou autor de publicações científicas, pela veracidade, clareza e imparcialidade das informações apresentadas, bem como deixar de declarar relações com a indústria de medicamentos, órteses, próteses, equipamentos, implantes de qualquer natureza e outras que possam configurar conflitos de interesses, ainda que em potencial.

Artigo 110 – Praticar a Medicina, no exercício da docência, sem o consentimento do paciente ou de seu representante legal, sem zelar por sua dignidade e privacidade ou discriminando aqueles que negarem o consentimento solicitado.

Capítulo XIII – Publicidade médica

É vedado ao médico:

Artigo 111 – Permitir que sua participação na divulgação de assuntos médicos, em qualquer meio de comunicação de massa, deixe de ter caráter exclusivamente de esclarecimento e educação da sociedade.

Artigo 112 – Divulgar informação sobre assunto médico de forma sensacionalista, promocional ou de conteúdo inverídico.

Artigo 113 – Divulgar, fora do meio científico, processo de tratamento ou descoberta cujo valor ainda não esteja expressamente reconhecido cientificamente por órgão competente.

Artigo 114 – Consultar, diagnosticar ou prescrever por qualquer meio de comunicação de massa.

Artigo 115 – Anunciar títulos científicos que não possa comprovar e especialidade ou área de atuação para a qual não esteja qualificado e registrado no Conselho Regional de Medicina.

Artigo 116 – Participar de anúncios de empresas comerciais, qualquer que seja sua natureza, valendo-se de sua profissão.

Artigo 117 – Apresentar como originais quaisquer ideias, descobertas ou ilustrações que na realidade não o sejam.

Artigo 118 – Deixar de incluir, em anúncios profissionais de qualquer ordem, o seu número de inscrição no Conselho Regional de Medicina.

Parágrafo único. Nos anúncios de estabelecimentos de saúde, devem constar o nome e o número de registro no Conselho Regional de Medicina do diretor-técnico.

Capítulo XIV – Disposições gerais

I – O médico portador de doença incapacitante para o exercício profissional, apurada pelo Conselho Regional de Medicina em procedimento administrativo com perícia médica, terá seu registro suspenso enquanto perdurar sua incapacidade.

II – Os médicos que cometerem faltas graves previstas neste código e cuja continuidade do exercício profissional constitua risco de danos irreparáveis ao paciente ou à sociedade poderão ter o exercício profissional suspenso mediante procedimento administrativo específico.

III – O Conselho Federal de Medicina, ouvidos os conselhos regionais de Medicina e a categoria médica, promoverá a revisão e a atualização do presente código quando necessário.

IV – As omissões deste código serão sanadas pelo Conselho Federal de Medicina.

CÓDIGO DE PROCESSO
ÉTICO-PROFISSIONAL DO MÉDICO

RESOLUÇÃO CFM 1.897/2009, DE 6 MAIO DE 2009

Capítulo I – Do processo em geral

Seção I – Das disposições gerais

Artigo 1º – Os processos ético-profissionais e as sindicâncias, nos conselhos de Medicina, reger-se-ão por este código e tramitarão em sigilo processual.

Artigo 2º – A competência para apreciar e julgar infrações éticas será atribuída ao Conselho Regional de Medicina onde o médico estiver inscrito, ao tempo do fato punível ou de sua ocorrência.

Parágrafo 1º. No caso de a infração ética ter sido cometida em local onde o médico não possua inscrição, a apuração dos fatos será realizada onde ocorreu o fato.

Parágrafo 2º. A apreciação e o julgamento de infrações éticas de conselheiros obedecerá às seguintes regras:

I – A sindicância realizar-se-á pelo Conselho Regional de Medicina onde o fato ocorreu;

II – Decidida a instauração de processo ético-profissional, a instrução ocorrerá no Conselho Regional de Medicina, remetendo ao Conselho Federal de Medicina para desaforamento do julgamento.

Artigo 3º – O processo terá a forma de autos judiciais, com as peças anexadas por termo, e os despachos, pareceres e decisões serão exarados em ordem cronológica e numérica.

Artigo 4º – Os presidentes dos conselhos de Medicina poderão delegar aos corregedores a designação, mediante o critério de distribuição ou sorteio, dos conselheiros sindicante, instrutor, relator e revisor.

Artigo 5º – Os conselhos de Medicina poderão ser compostos em câmaras, sendo obrigatória a existência de câmara(s) de julgamento de sindicâncias.

Seção II – Da sindicância

Artigo 6º – A sindicância será instaurada:

I – *Ex officio*;

II – Mediante denúncia por escrito ou tomada a termo, da qual conste o relato dos fatos e a identificação completa do denunciante;

III – Pela Comissão de Ética Médica, delegacia regional ou representação que tiver ciência do fato com supostos indícios de infração ética, devendo esta informar, de imediato, tal acontecimento ao Conselho Regional.

Parágrafo 1º. As denúncias apresentadas aos conselhos regionais de Medicina somente serão recebidas quando devidamente assinadas e, se possível, documentadas.

Parágrafo 2º. Não ocorrendo a hipótese do parágrafo 1º, caberá ao conselheiro corregedor fixar prazo de dez dias para a complementação da denúncia.

Parágrafo 3º. Uma vez não cumprido pelo denunciante o disposto no parágrafo 2º, caberá ao conselheiro corregedor encaminhar a matéria à primeira sessão de câmara, com despacho fundamentado.

Artigo 7º – Instaurada a sindicância, nos termos dos incisos I, II e III do artigo 6º, o presidente do conselho ou o conselheiro corregedor nomeará um sindicante para, no prazo de até 30 dias, prorrogável a critério do presidente ou corregedor, apresentar relatório contendo a descrição dos fatos, circunstâncias em que ocorreram, identificação das partes e conclusão sobre a existência ou inexistência de indícios de infração ética.

Artigo 8º – Do julgamento do relatório da sindicância poderá resultar:

I – Arquivamento fundamentado da denúncia ou baixa em diligência e/ou pedido de vista dos autos por 30 dias;

II – Homologação de procedimento de conciliação;

III – Instauração do processo ético-profissional.

Parágrafo único. Do termo de abertura do processo ético-profissional constarão os fatos e a capitulação de indícios de delito ético.

Artigo 9º – A critério do conselheiro sindicante, será facultada a conciliação de denúncias de possível infração ao Código de Ética Médica, com a expressa concordância das partes, até o encerramento da sindicância.

Parágrafo 1º. Realizada a audiência e aceito, pelas partes, o resultado da conciliação, o conselheiro sindicante elaborará relatório circunstanciado sobre o fato, para aprovação pela Câmara, com a respectiva homologação pelo pleno do Conselho Regional de Medicina.

Parágrafo 2º. O procedimento de conciliação orientar-se-á pelos critérios de oralidade, simplicidade, informalidade e economia processual.

Parágrafo 3º. Não caberá recurso no procedimento de conciliação, se aceito, pelas partes, o resultado da mesma.

Parágrafo 4º. Resultando inexitosa a conciliação, a sindicância prosseguirá em seus termos.

Parágrafo 5º. Não será facultada conciliação nos casos de lesão corporal ou morte.

Parágrafo 6º. Na conciliação, serão permitidos ajustamentos de conduta por meio de compromissos documentalmente assumidos pelas partes.

Artigo 10 – Na conciliação, não será permitido acerto pecuniário.

Capítulo II – Do processo em espécie

Seção I – Da instrução

Artigo 11 – Decidida a instauração de processo ético-profissional, o presidente do conselho ou o conselheiro corregedor terá o prazo de cinco dias para nomear o conselheiro instrutor, o qual terá 120 dias para instruir o processo.

Parágrafo 1º. O prazo de instrução poderá ser prorrogado, quantas vezes for necessário, por solicitação motivada do conselheiro instrutor, a critério do presidente ou do conselheiro corregedor do conselho.

Parágrafo 2º. Após a instauração de processo ético-profissional, o mesmo não poderá ser arquivado por desistência das partes, exceto por óbito do denunciado, quando então será extinto o feito com a anexação da certidão de óbito.

Parágrafo 3º. Durante a instrução, surgindo novos fatos ou evidências, o instrutor poderá inserir outros artigos não previstos na capitulação inicial, garantido o contraditório e a ampla defesa, sendo remetida ao plenário para apreciação.

Parágrafo 4º. Ocorrendo óbito do denunciante, o processo ético-profissional seguirá *ex officio*, salvo se o cônjuge ou companheiro(a), ascendente, descendente ou colateral até 4º grau se habilitarem nos autos quando devidamente intimados para tal fim.

Artigo 12 – O conselheiro instrutor promoverá, ao denunciado, citação para apresentar defesa prévia no prazo de 30 dias, contados a partir da data de juntada do aviso de recebimento, assegurando-lhe vistas dos autos do processo na secretaria do conselho ou fornecendo-lhe cópia da íntegra dos autos.

Parágrafo único. A citação deverá indicar os fatos considerados como possíveis infrações ao Código de Ética Médica e sua capitulação.

Artigo 13 – Se o denunciado não for encontrado ou for declarado revel, o presidente do conselho ou o conselheiro corregedor designar-lhe-á um defensor dativo.

Artigo 14 – O(s) denunciante(s) será(ão) qualificado(s) e interrogado(s) sobre os fatos, as circunstâncias da suposta infração e as provas que possam indicar, tomando-se por termo suas declarações.

Artigo 15 – Os advogados das partes ou o defensor dativo não poderão intervir ou influir de qualquer modo nas perguntas e nas respostas, sendo-lhes facultado apresentar perguntas por intermédio do conselheiro instrutor.

Artigo 16 – Antes de iniciar o interrogatório, o conselheiro instrutor cientificará ao denunciado que está desobrigado de responder às perguntas que lhe forem formuladas.

Artigo 17 – O denunciado será qualificado e, depois de cientificado da denúncia, interrogado sobre os fatos relacionados com a mesma, inclusive se conhece o denunciante e as testemunhas arroladas, e o que tem a alegar sobre os fatos.

Artigo 18 – Se houver mais de um denunciado, cada um será interrogado individualmente.

Artigo 19 – Consignar-se-ão as perguntas que o(s) depoente(s) deixar(em) de responder, juntamente com as razões de sua abstenção.

Artigo 20 – As partes poderão arrolar até cinco testemunhas em até 30 dias após a apresentação da defesa prévia.

Parágrafo 1°. As perguntas das partes serão requeridas ao conselheiro instrutor, que, por sua vez, as formulará às testemunhas.

Parágrafo 2°. Serão recusadas as perguntas que não tiverem estrita relação com o processo ou importarem em repetição de outra(s) já respondida(s).

Artigo 21 – A testemunha declarará seu nome, profissão, estado civil e residência, bem como se é parente e em que grau de alguma das partes ou quais suas relações com qualquer delas, e relatará o que souber, explicando, sempre, as razões de sua ciência.

Parágrafo único. A(s) testemunha(s) será(ão) inquirida(s) separadamente e sucessivamente, primeiro a(s) do(s) denunciante(s) e depois a(s) do(s) denunciado(s), providenciando-se que uma não ouça o depoimento das outras.

Artigo 22 – O conselheiro instrutor, quando julgar necessário, poderá ouvir outras testemunhas, além das arroladas pelas partes, sempre fundamentando sua decisão.

Artigo 23 – O conselheiro instrutor não permitirá que as testemunhas manifestem suas apreciações pessoais, salvo quando inseparáveis da narrativa do fato.

Artigo 24 – Os depoimentos serão reduzidos a termo e assinados pelos depoentes, pelas partes e pelo conselheiro instrutor.

Artigo 25 – A acareação será admitida entre denunciantes, denunciados e testemunhas, sempre que suas declarações divergirem sobre fatos ou circunstâncias relevantes.

Artigo 26 – Se o intimado sendo denunciante, denunciado, salvo revel ou testemunha for médico e não comparecer ao depoimento sem motivo justo, ficará sujeito às infrações previstas no Código de Ética Médica.

Artigo 27 – Se o intimado, sendo denunciante ou testemunha, não for médico e não comparecer ao depoimento sem motivo justo, ficará sujeito às sanções previstas em lei.

Artigo 28 – Concluída a instrução, será aberto o prazo de 15 dias para a apresentação das razões finais, primeiramente ao(s) denunciante(s) e, em seguida, ao(s) denunciado(s), com prazo comum entre mais de um denunciante e entre mais de um denunciado.

Parágrafo único. Estando todas as partes presentes à última audiência, poderão ser intimadas pessoalmente para apresentação de razões finais, devendo ser registrada em ata, passando a correr dali os respectivos prazos.

Artigo 29 – Após a apresentação das alegações finais e análise do parecer processual da assessoria jurídica, o conselheiro instrutor proferirá relatório circunstanciado que será encaminhado ao presidente ou ao corregedor do Conselho Regional de Medicina.

Parágrafo único. Até a data da sessão de julgamento, o conselheiro corregedor, verificando a existência de qualquer vício ou irregularidade, poderá intervir nos autos e, por meio de despacho fundamentado, determinar a realização de atos a serem executados.

Seção II – Do julgamento

Artigo 30 – O presidente do conselho ou o conselheiro corregedor, após o recebimento do processo, devidamente instruído, terá o prazo de dez dias para designar o conselheiro relator e o revisor, os quais ficarão responsáveis pela elaboração de relatórios a serem entregues em 60 e 30 dias, respectivamente, podendo ser prorrogados, quantas vezes for necessário, por motivo justificado e a critério do presidente ou corregedor do conselho.

Parágrafo 1º. O relator e o revisor poderão, dentro dos prazos acima estabelecidos, solicitar ao presidente ou ao conselheiro corregedor que remeta os autos ao conselheiro instrutor para novas diligências, indicando quais as providências cabíveis e estabelecendo o prazo para cumprimento da requisição.

Parágrafo 2º. O conselheiro instrutor poderá ser designado conselheiro relator ou revisor.

Artigo 31 – Recebidos os relatórios do relator e do revisor, o presidente ou o conselheiro corregedor determinará a inclusão do processo na pauta de julgamento.

Artigo 32 – As partes serão intimadas da data de julgamento com a antecedência mínima de dez dias.

Artigo 33 – Na abertura da sessão de julgamento, as partes e seus representantes e/ou seus representantes legais, após as exposições efetuadas pelo relator e pelo revisor, vedada qualquer manifestação de voto, o presidente da sessão dará a palavra, sucessivamente, ao(s) denunciante(s) e ao(s) denunciado(s), pelo tempo improrrogável de dez minutos, para sustentação oral.

Parágrafo único. Feita a sustentação oral, os conselheiros poderão solicitar esclarecimentos sobre o processo ao relator, ao revisor e, por intermédio do presidente da sessão de julgamento, às partes.

Artigo 34 – Após os esclarecimentos, discussão e decisão das preliminares e discussão dos fatos, vedada qualquer manifestação de voto conclusivo pelos conselheiros, será concedido o tempo final de cinco minutos sucessivamente, ao(s) denunciante(s) e denunciado(s) e/ou seus representantes legais, para novas manifestações orais.

Artigo 35 – Após a manifestação final das partes, o presidente da sessão de julgamento dará, pela ordem, a palavra aos conselheiros que a solicitarem para:

I – Requerer vista dos autos do processo, apresentando-o com relatório de vista em até 30 dias, para novo julgamento, não sendo necessária a participação do mesmo número e dos mesmos conselheiros que participaram da sessão anterior;

II – Requerer a conversão dos autos do processo em diligência, com aprovação da maioria dos conselheiros presentes no plenário ou câmara, caso em que determinará as providências que devam ser tomadas pelo conselheiro instrutor, no prazo de 60 dias prorrogáveis, ao qual remeterá o processo, retornando os autos ao presidente ou corregedor para pautar novo julgamento.

Artigo 36 – No julgamento, após a votação das preliminares, quando houver, os votos serão apresentados pelos conselheiros relator e revisor de forma integral, oral e sequencial, quanto ao mérito, capitulação e apelação, seguidos da manifestação de voto, voto divergente quando houver e, ao final, pelos demais conselheiros.

Parágrafo 1º. O presidente da sessão votará na forma estabelecida no regimento interno de cada conselho.

Parágrafo 2º. O conselheiro presente ao julgamento, respeitando o quorum máximo previsto em lei, não poderá abster-se de votar, exceto quando estiver presente como observador.

Parágrafo 3º. Quando houver divergência nos votos no tocante à penalidade, deve ser votada inicialmente a aplicação da pena de cassação, em seguida, penalidade pública ou confidencial, conforme o caso específico.

Parágrafo 4º. A votação deverá ser colhida individualmente de cada conselheiro em todos os julgamentos.

Artigo 37 – Proferidos os votos, o presidente anunciará o resultado do julgamento, designando para redigir o acórdão o relator ou o revisor e, se estes forem vencidos, a redação caberá ao conselheiro que propôs o voto vencedor.

Artigo 38 – As partes e seus procuradores e o defensor dativo serão intimados da decisão nos termos do artigo 67 deste código.

Artigo 39 – O julgamento far-se-á a portas fechadas, sendo permitida apenas a presença das partes e seus procuradores, assessoria jurídica dos conselhos de Medicina, corregedores e funcionários responsáveis pelo procedimento disciplinar nos conselhos de Medicina, necessários para o bom funcionamento do Tribunal de Ética Médica, até o encerramento da sessão.

Artigo 40 – As penas disciplinares aplicáveis pelos conselhos regionais são as previstas em lei.

Capítulo III – Dos impedimentos

Artigo 41 – É impedido de atuar em processo ético-profissional e na sindicância o conselheiro que:

I – Tenha interesse direto ou indireto na matéria;

II – Tenha participado como perito, testemunha ou representante, ou se tais situações ocorrem quanto ao cônjuge, companheiro ou parente e afins até o terceiro grau;

III – Esteja litigando, judicial ou administrativamente, com o interessado ou respectivo cônjuge ou companheiro(a);

IV – Tenha relação de parentesco, quais sejam: cônjuge ou companheiro, ascedentes, descendentes e colaterais até 4º grau com o advogado da parte.

Artigo 42 – O conselheiro que incorrer em impedimento deve comunicar o fato ao presidente do conselho, abstendo-se de atuar.

Capítulo IV – Das nulidades

Artigo 43 – Nenhum ato será declarado nulo, se da nulidade não resultar prejuízo para as partes.

Artigo 44 – A nulidade ocorrerá nos seguintes casos:

I – Por suspeição arguida contra membros do conselho, sendo apreciada na sessão de julgamento e acolhida pelo plenário;

II – Por falta de cumprimento das formalidades legais prescritas no presente código.

Artigo 45 – Nenhuma das partes poderá arguir nulidade a que haja dado causa, para a qual tenham concorrido ou referente à formalidade cuja observância só à parte contrária interesse.

Artigo 46 – Não será declarada nulidade de ato processual que não houver influído na apuração da verdade substancial ou na decisão da causa.

Artigo 47 – As nulidades considerar-se-ão sanadas:

I – Se não forem arguidas em tempo oportuno;

II – Se, praticado por outra forma, o ato atingir suas finalidades;

III – Se a parte, ainda que tacitamente, aceitar seus efeitos.

Artigo 48 – Os atos cuja nulidade não for sanada na forma do artigo 47 serão renovados ou retificados.

Parágrafo único. Declarada a nulidade de um ato, considerar-se-ão nulos todos os atos dele derivados

Artigo 49 – A nulidade dos atos deve ser alegada na primeira oportunidade em que couber à parte falar nos autos, sob pena de preclusão.

Capítulo V – Dos recursos

Seção I - Disposições gerais

Artigo 50 – Caberá recurso no prazo de 30 dias:

I – Às câmaras de sindicância do Conselho Federal de Medicina das decisões de arquivamento proferidas pelas câmaras de sindicância dos conselhos regionais;

II – Ao pleno do conselho regional das decisões proferidas nos processos ético-profissionais, por maioria, pelas câmaras, onde houver;

III – Às câmaras do Conselho Federal de Medicina das decisões proferidas nos processos ético-profissionais, por unanimidade, pelas câmaras dos conselhos regionais ou das decisões proferidas nos processos ético-profissionais, por maioria ou unanimidade, pelo pleno dos conselhos regionais;

IV – Ao pleno do Conselho Federal de Medicina das decisões proferidas nos processos ético-profissionais, por maioria, pelas câmaras do CFM ou das decisões de cassação do exercício profissional proferidas pelos conselhos regionais;

V – Ao pleno do conselho regional, *ex officio*, das decisões de cassação do exercício profissional proferida pelas câmaras.

Parágrafo 1º. Os recursos terão efeito suspensivo, podendo ocorrer o agravamento da pena se interposto recurso pelo denunciante.

Parágrafo 2º. Considera-se unanimidade a concordância de todos os conselheiros quanto ao mérito.

Artigo 51 – Após o recebimento do recurso, a outra parte será intimada para, querendo, apresentar as contrarrazões no prazo de 30 dias.

Seção II – Da revisão do processo

Artigo 52 – Caberá a revisão do processo ético-profissional condenatório, pelo Conselho Federal de Medicina, a qualquer tempo, contado da publicação do acórdão.

Parágrafo único. A revisão do processo disciplinar findo será admitida quando se descobrirem novas provas que possam inocentar o médico condenado ou por condenação baseada em falsa prova.

Artigo 53 – Julgada procedente a revisão, será declarada sem efeito a penalidade aplicada, restabelecendo-se todos os direitos do médico.

Parágrafo único. Da revisão do processo ético-profissional não poderá resultar agravamento de penalidade.

Artigo 54 – O pedido de revisão do processo ético-profissional transitado em julgado será dirigido ao presidente do Conselho Federal de Medicina, que nomeará um conselheiro relator para elaboração de relatório, o qual será apresentado ao pleno para análise e julgamento das novas provas apresentadas pelo médico condenado.

Parágrafo 1º. No julgamento da revisão, serão aplicadas, no que couber, as normas prescritas no capítulo II do presente código.

Parágrafo 2º. O pedido de revisão não terá efeito suspensivo.

Artigo 55 – São partes legítimas para a revisão:

I – O profissional punido, pessoalmente ou por intermédio de procurador habilitado;

II – O cônjuge ou companheiro(a), descendente, ascendente e irmã(o), em caso de falecimento do condenado;

III – O curador, se interdito.

Parágrafo único. Quando no curso da revisão falecer o profissional requerente, será ele substituído por quaisquer das pessoas referidas no inciso II ou nomeado curador para a defesa, quando nenhum substituto se apresentar no prazo de 60 dias.

Artigo 56 – Julgando procedente a revisão, o Conselho Federal de Medicina poderá anular o processo ético-profissional, alterar a capitulação, reduzindo a pena, ou absolver o profissional punido.

Capítulo VI – Da execução

Artigo 57 – Transitada em julgado a decisão e, no caso de recurso, publicado o acórdão na forma estatuída pelo regimento interno do Conselho Federal de Medicina, serão os autos devolvidos à instância de origem do processo para execução.

Artigo 58 – As execuções das penalidades impostas pelos conselhos regionais e pelo Conselho Federal de Medicina serão processadas na forma estabelecida pelas respectivas decisões, sendo as penalidades anotadas no prontuário do médico infrator.

Parágrafo 1º. As penas públicas serão publicadas no *Diário Oficial*, em jornal de grande circulação, em jornal local onde o médico exerce suas funções e nos jornais ou boletins dos conselhos.

Parágrafo 2º. No caso de cassação do exercício profissional e da suspensão por 30 dias, além dos editais e das comunicações endereçadas às autoridades interessadas, será apreendida a carteira profissional do médico infrator.

Capítulo VII – Da reabilitação

Artigo 59 – Decorridos cinco anos após o cumprimento da pena e sem que tenha sofrido qualquer outra penalidade ético-disciplinar, poderá o médico requerer sua reabilitação ao Conselho Regional de Medicina onde está inscrito, com a retirada de seu prontuário dos apontamentos referentes a condenações anteriores.

Parágrafo 1º. Exclui-se da concessão do benefício do *caput* deste artigo o médico punido com a pena de cassação do exercício profissional.

Parágrafo 2º. Quando a sanção disciplinar resultar da prática de crime, o pedido de reabilitação depende, também, da correspondente reabilitação criminal.

Capítulo VIII – Da prescrição

Artigo 60 – A punibilidade por falta ética sujeita a processo ético-profissional prescreve em cinco anos, contados a partir da data do conhecimento do fato pelo Conselho Regional de Medicina.

Artigo 61 – São causas de interrupção de prazo prescricional:

I – O conhecimento expresso ou a citação do denunciado, inclusive por meio de edital;

II – A apresentação de defesa prévia;

III – A decisão condenatória recorrível;

IV – Qualquer ato inequívoco que importe apuração dos fatos.

Artigo 62 – Todo processo disciplinar paralisado há mais de três anos, pendente de despacho ou julgamento, será arquivado *ex officio* ou sob requerimento da parte interessada, sem prejuízo de serem apuradas as responsabilidades pela paralisação.

Artigo 63 – A execução da pena aplicada prescreverá em cinco anos, tendo como termo inicial a data da publicação do acórdão.

Artigo 64 – Quando o fato objeto do processo ético-profissional também constituir crime, a prescrição reger-se-á pelo prazo previsto na lei penal.

Artigo 65 – Deferida a medida judicial de suspensão da apuração ética, o prazo prescricional fica suspenso até a revogação da medida, quando o prazo voltará a fluir.

Capítulo IX – Das disposições finais

Artigo 66 – Aos conselheiros corregedor, sindicante ou instrutor caberá prover todos os atos que julgarem necessários à conclusão e à elucidação do fato, devendo requerer ou requisitar a órgãos da administração pública direta, indireta e fundacional, da União, dos estados, dos municípios, do Distrito Federal e de instituições privadas quaisquer documentos, peças ou informações necessários à instrução de sindicâncias ou processos ético-profissionais.

Artigo 67 – A citação e as notificações serão feitas às partes e aos seus advogados:

I – Por carta registrada, com aviso de recebimento;

II – Pessoalmente, quando frustrada a realização do inciso anterior;

III – Por edital, publicado uma única vez, no Diário Oficial e em jornal local de grande circulação, quando a parte não for encontrada;

IV – Por carta precatória, no caso das partes e testemunhas encontrarem-se fora da jurisdição do conselho, e através dos procedimentos pertinentes, se no exterior.

Artigo 68 – Os prazos contarão, obrigatoriamente, a partir da data da juntada aos autos, da comprovação do recebimento da citação, intimações e notificações, inclusive da juntada das cartas precatórias.

Artigo 69 – As gravações, para serem admitidas nos autos, deverão estar acompanhadas da sua transcrição, devidamente rubricada pela parte interessada.

Artigo 70 – Aos processos ético-profissionais em trâmite, aplicar-se-á, de imediato, o novo código, sem prejuízo da validade dos atos processuais realizados sob a vigência do código anterior.

Artigo 71 – Este código entra em vigor na data de sua publicação, revogando a resolução CFM 1.617/2001 e as demais disposições em contrário.

ESTATUTO DA CRIANÇA E DO ADOLESCENTE

LEI 8.069, DE 13 DE JULHO DE 1990

TÍTULO I – DAS DISPOSIÇÕES PRELIMINARES

Artigo 1º – Esta lei dispõe sobre a proteção integral à criança e ao adolescente.

Artigo 2º – Considera-se criança, para os efeitos desta lei, a pessoa até 12 anos de idade incompletos, e adolescente aquela entre 12 e 18 anos de idade.

Parágrafo único. Nos casos expressos em lei, aplica-se excepcionalmente este estatuto às pessoas entre 18 e 21 anos de idade.

Artigo 3º – A criança e o adolescente gozam de todos os direitos fundamentais inerentes à pessoa humana, sem prejuízo da proteção integral de que trata esta lei, assegurando-se-lhes, por lei ou por outros meios, todas as oportunidades e facilidades, a fim de lhes facultar o desenvolvimento físico, mental, moral, espiritual e social, em condições de liberdade e de dignidade.

Artigo 4º – É dever da família, da comunidade, da sociedade em geral e do poder público assegurar, com absoluta prioridade, a efetivação dos direitos referentes à vida, à saúde, à alimentação, à educação, ao esporte, ao lazer, à profissionalização, à cultura, à dignidade, ao respeito, à liberdade e à convivência familiar e comunitária.

Parágrafo único. A garantia de prioridade compreende:

I – Primazia de receber proteção e socorro em quaisquer circunstâncias;

II – Precedência de atendimento nos serviços públicos ou de relevância pública;

III – Preferência na formulação e na execução das políticas sociais públicas;

IV – Destinação privilegiada de recursos públicos nas áreas relacionadas com a proteção à infância e à juventude.

Artigo 5º – Nenhuma criança ou adolescente será objeto de qualquer forma de negligência, discriminação, exploração, violência, crueldade e opressão, punido na forma da lei qualquer atentado, por ação ou omissão, aos seus direitos fundamentais.

Artigo 6º – Na interpretação desta lei levar-se-ão em conta os fins sociais a que ela se dirige, as exigências do bem-comum, os direitos e os deveres individuais e coletivos e a condição peculiar da criança e do adolescente como pessoas em desenvolvimento.

TÍTULO II – DOS DIREITOS FUNDAMENTAIS

Capítulo I – Do direito à vida e à saúde

Artigo 7º – A criança e o adolescente têm direito a proteção à vida e à saúde, mediante a efetivação de políticas sociais públicas que permitam o nascimento e o desenvolvimento sadio e harmonioso, em condições dignas de existência.

Artigo 8º – É assegurado à gestante, através do Sistema Único de Saúde, o atendimento pré e perinatal.

Parágrafo 1º. A gestante será encaminhada aos diferentes níveis de atendimento, segundo critérios médicos específicos, obedecendo-se aos princípios de regionalização e hierarquização do sistema.

Parágrafo 2º. A parturiente será atendida preferencialmente pelo mesmo médico que a acompanhou na fase pré-natal.

Parágrafo 3º. Incumbe ao poder público propiciar apoio alimentar à gestante e à nutriz que dele necessitem.

Artigo 9º – O poder público, as instituições e os empregadores propiciarão condições adequadas ao aleitamento materno, inclusive aos filhos de mães submetidas a medida privativa de liberdade.

Artigo 10 – Os hospitais e demais estabelecimentos de atenção à saúde de gestantes, públicos e particulares, são obrigados a:

I – Manter registro das atividades desenvolvidas, através de prontuários individuais, pelo prazo de 18 anos;

II – Identificar o recém-nascido mediante o registro de sua impressão plantar e digital e da impressão digital da mãe, sem prejuízo de outras formas normatizadas pela autoridade administrativa competente;

III – Proceder a exames visando ao diagnóstico e à terapêutica de anormalidades no metabolismo do recém-nascido, bem como prestar orientação aos pais;

IV – Fornecer declaração de nascimento onde constem necessariamente as intercorrências do parto e do desenvolvimento do neonato;

V – Manter alojamento conjunto, possibilitando ao neonato a permanência junto à mãe.

Artigo 11 – É assegurado atendimento integral à saúde da criança e do adolescente, por intermédio do Sistema Único de Saúde, garantindo o acesso universal e igualitário às ações e serviços para promoção, proteção e recuperação da saúde.

Parágrafo 1º. A criança e o adolescente portadores de deficiência receberão atendimento especializado.

Parágrafo 2º. Incumbe ao poder público fornecer gratuitamente àqueles que necessitarem os medicamentos, próteses e outros recursos relativos ao tratamento, habilitação ou reabilitação.

Artigo 12 – Os estabelecimentos de atendimento à saúde deverão proporcionar condições para a permanência em tempo integral de um dos pais ou responsável, nos casos de internação de criança ou adolescente.

Artigo 13 – Os casos de suspeita ou confirmação de maus-tratos contra criança ou adolescente serão obrigatoriamente comunicados ao conselho tutelar da respectiva localidade, sem prejuízo de outras providências legais.

Artigo 14 – O Sistema Único de Saúde promoverá programas de assistência médica e odontológica para a prevenção das enfermidades que ordinariamente afetam a população infantil, e campanhas de educação sanitária para pais, educadores e alunos.

Parágrafo único. É obrigatória a vacinação das crianças nos casos recomendados pelas autoridades sanitárias.

Capítulo II – Do direito à liberdade, ao respeito e à dignidade

Artigo 15 – A criança e o adolescente têm direito à liberdade, ao respeito e à dignidade como pessoas humanas em processo de desenvolvimento e como sujeitos de direitos civis, humanos e sociais garantidos na Constituição e nas leis.

Artigo 16 – O direito à liberdade compreende os seguintes aspectos:

I – Ir, vir e estar nos logradouros públicos e espaços comunitários, ressalvadas as restrições legais;

II – Opinião e expressão;

III – Crença e culto religioso;

IV – Brincar, praticar esportes e divertir-se;

V – Participar da vida familiar e comunitária sem discriminação;

VI – Participar da vida política, na forma da lei;

VII – Buscar refúgio, auxílio e orientação.

Artigo 17 – O direito ao respeito consiste na inviolabilidade da integridade física, psíquica e moral da criança e do adolescente, abrangendo a preservação da imagem, da identidade, da autonomia, dos valores, ideias e crenças, dos espaços e objetos pessoais.

Artigo 18 – É dever de todos velar pela dignidade da criança e do adolescente, pondo-os a salvo de qualquer tratamento desumano, violento, aterrorizante, vexatório ou constrangedor.

Capítulo III – Do direito à convivência familiar e comunitária

Seção I – Disposições gerais

Artigo 19 – Toda criança ou adolescente tem direito a ser criado e educado no seio da sua família e, excepcionalmente, em família substituta, assegurada a convivência familiar e comunitária, em ambiente livre da presença de pessoas dependentes de substâncias entorpecentes.

Artigo 20 – Os filhos, havidos ou não da relação do casamento ou por adoção terão os mesmos direitos e qualificações, proibidas quaisquer designações discriminatórias relativas à filiação.

Artigo 21 – O pátrio poder será exercido, em igualdade de condições, pelo pai e pela mãe, na forma do que dispuser a legislação civil, assegurado a qualquer deles o direito de, em caso de discordância, recorrer à autoridade judiciária competente para a solução da divergência.

Artigo 22 – Aos pais incumbe o dever de sustento, guarda e educação dos filhos menores, cabendo-lhes ainda, no interesse destes, a obrigação de cumprir e fazer cumprir as determinações judiciais.

Artigo 23 – A falta ou a carência de recursos materiais não constitui motivo suficiente para a perda ou a suspensão do pátrio poder.

Parágrafo único. Não existindo outro motivo que por si só autorize a decretação da medida, a criança ou o adolescente será mantido em sua família de origem, a qual deverá obrigatoriamente ser incluída em programas oficiais de auxílio.

Artigo 24 – A perda e a suspensão do pátrio poder serão decretadas judicialmente, em procedimento contraditório, nos casos previstos na legislação civil, bem como na hipótese de descumprimento injustificado dos deveres e obrigações a que alude o artigo 22.

Seção II – Da família natural

Artigo 25 – Entende-se por família natural a comunidade formada pelos pais ou qualquer deles e seus descendentes.

Artigo 26 – Os filhos havidos fora do casamento poderão ser reconhecidos pelos pais, conjunta ou separadamente, no próprio termo de nascimento, por testamento, mediante escritura ou outro documento público, qualquer que seja a origem da filiação.

Parágrafo único. O reconhecimento pode preceder o nascimento do filho ou suceder-lhe ao falecimento, se deixar descendentes.

Artigo 27 – O reconhecimento do estado de filiação é direito personalíssimo, indisponível e imprescritível, podendo ser exercido contra os pais ou seus herdeiros, sem qualquer restrição, observado o segredo de Justiça.

Seção III – Da família substituta

Subseção I – Disposições gerais

Artigo 28 – A colocação em família substituta far-se-á mediante guarda, tutela ou adoção, independentemente da situação jurídica da criança ou adolescente, nos termos desta lei.

Parágrafo 1º. Sempre que possível, a criança ou adolescente deverá ser previamente ouvido e a sua opinião devidamente considerada.

Parágrafo 2º. Na apreciação do pedido, levar-se-á em conta o grau de parentesco e a relação de afinidade ou de afetividade, a fim de evitar ou minorar as consequências decorrentes da medida.

Artigo 29 – Não se deferirá colocação em família substituta a pessoa que revele, por qualquer modo, incompatibilidade com a natureza da medida ou não ofereça ambiente familiar adequado.

Artigo 30 – A colocação em família substituta não admitirá transferência da criança ou adolescente a terceiros ou a entidades governamentais ou não governamentais, sem autorização judicial.

Artigo 31 – A colocação em família substituta estrangeira constitui medida excepcional, somente admissível na modalidade de adoção.

Artigo 32 – Ao assumir a guarda ou a tutela, o responsável prestará compromisso de bem e fielmente desempenhar o encargo, mediante termo nos autos.

Subseção II – Da guarda

Artigo 33 – A guarda obriga a prestação de assistência material, moral e educacional à criança ou adolescente, conferindo a seu detentor o direito de opor-se a terceiros, inclusive aos pais.

Parágrafo 1º. A guarda destina-se a regularizar a posse de fato, podendo ser deferida, liminar ou incidentalmente, nos procedimentos de tutela e adoção, exceto no de adoção por estrangeiros.

Parágrafo 2º. Excepcionalmente, deferir-se-á a guarda fora dos casos de tutela e adoção para atender a situações peculiares ou suprir a falta eventual dos pais ou responsável, podendo ser deferido o direito de representação para a prática de atos determinados.

Parágrafo 3º. A guarda confere à criança ou ao adolescente a condição de dependente para todos os fins e efeitos de direito, inclusive previdenciários.

Artigo 34 – O poder público estimulará, através de assistência jurídica, incentivos fiscais e subsídios, o acolhimento, sob a forma de guarda, de criança ou de adolescente órfão ou abandonado.

Artigo 35 – A guarda poderá ser revogada a qualquer tempo, mediante ato judicial fundamentado, ouvido o Ministério Público.

Subseção III – Da tutela

Artigo 36 – A tutela será deferida, nos termos da lei civil, a pessoa de até 21 anos incompletos.

Parágrafo único. O deferimento da tutela pressupõe a prévia decretação da perda ou suspensão do pátrio poder e implica necessariamente o dever de guarda.

Artigo 37 – A especialização de hipoteca legal será dispensada sempre que o tutelado não possuir bens ou rendimentos ou por qualquer outro motivo relevante.

Parágrafo único. A especialização de hipoteca legal será também dispensada se os bens, porventura existentes em nome do tutelado, constarem de instrumento público, devidamente registrado no registro de imóveis, ou se os rendimentos forem suficientes apenas para a mantença do tutelado, não havendo sobra significativa ou provável.

Artigo 38 – Aplica-se à destituição da tutela o disposto no artigo 24.

Subseção IV – Da adoção

Artigo 39 – A adoção de criança e de adolescente reger-se-á segundo o disposto nesta lei.

Parágrafo único. É vedada a adoção por procuração.

Artigo 40 – O adotando deve contar com, no máximo, 18 anos à data do pedido, salvo se já estiver sob a guarda ou tutela dos adotantes.

Artigo 41 – A adoção atribui a condição de filho ao adotado, com os mesmos direitos e deveres, inclusive sucessórios, desligando-o de qualquer vínculo com pais e parentes, salvo os impedimentos matrimoniais.

Parágrafo 1º. Se um dos cônjuges ou concubinos adota o filho do outro, mantêm-se os vínculos de filiação entre o adotado e o cônjuge ou concubino do adotante e os respectivos parentes.

Parágrafo 2º. É recíproco o direito sucessório entre o adotado, seus descendentes, o adotante, seus ascendentes, descendentes e colaterais até o 4º grau, observada a ordem de vocação hereditária.

Artigo 42 – Podem adotar os maiores de 21 anos, independentemente de estado civil.

Parágrafo 1º. Não podem adotar os ascendentes e os irmãos do adotando.

Parágrafo 2º. A adoção por ambos os cônjuges ou concubinos poderá ser formalizada, desde que um deles tenha completado 21 anos de idade, comprovada a estabilidade da família.

Parágrafo 3º. O adotante há de ser, pelo menos, 16 anos mais velho do que o adotando.

Parágrafo 4º. Os divorciados e os judicialmente separados poderão adotar conjuntamente, contanto que acordem sobre a guarda e o regime de visitas e desde que o estágio de convivência tenha sido iniciado na constância da sociedade conjugal.

Parágrafo 5º. A adoção poderá ser deferida ao adotante que, após inequívoca manifestação de vontade, vier a falecer no curso do procedimento, antes de prolatada a sentença.

Artigo 43 – A adoção será deferida quando apresentar reais vantagens para o adotando e fundar-se em motivos legítimos.

Artigo 44 – Enquanto não der conta de sua administração e saldar o seu alcance, não pode o tutor ou o curador adotar o pupilo ou o curatelado.

Artigo 45 – A adoção depende do consentimento dos pais ou do representante legal do adotando.

Parágrafo 1º. O consentimento será dispensado em relação à criança ou adolescente cujos pais sejam desconhecidos ou tenham sido destituídos do pátrio poder.

Parágrafo 2º. Em se tratando de adotando maior de 12 anos de idade, será também necessário o seu consentimento.

Artigo 46 – A adoção será precedida de estágio de convivência com a criança ou adolescente, pelo prazo que a autoridade judiciária fixar, observadas as peculiaridades do caso.

Parágrafo 1º. O estágio de convivência poderá ser dispensado se o adotando não tiver mais de 1 ano de idade ou se, qualquer que seja a sua idade, já estiver na companhia do adotante durante tempo suficiente para se poder avaliar a conveniência da constituição do vínculo.

Parágrafo 2º. Em caso de adoção por estrangeiro residente ou domiciliado fora do país, o estágio de convivência, cumprido no território nacional, será de no mínimo 15 dias para crianças de até 2 anos de idade e de no mínimo 30 dias quando se tratar de adotando acima de 2 anos de idade.

Artigo 47 – O vínculo da adoção constitui-se por sentença judicial, que será inscrita no registro civil mediante mandado do qual não se fornecerá certidão.

Parágrafo 1º. A inscrição consignará o nome dos adotantes como pais, bem como o nome de seus ascendentes.

Parágrafo 2º. O mandado judicial, que será arquivado, cancelará o registro original do adotado.

Parágrafo 3º. Nenhuma observação sobre a origem do ato poderá constar das certidões do registro.

Parágrafo 4º. A critério da autoridade judiciária, poderá ser fornecida certidão para a salvaguarda de direitos.

Parágrafo 5º. A sentença conferirá ao adotado o nome do adotante e, a pedido deste, poderá determinar a modificação do prenome.

Parágrafo 6º. A adoção produz seus efeitos a partir do trânsito em julgado da sentença, exceto na hipótese prevista no artigo 42, parágrafo 5º, caso em que terá força retroativa à data do óbito.

Artigo 48 – A adoção é irrevogável.

Artigo 49 – A morte dos adotantes não restabelece o pátrio poder dos pais naturais.

Artigo 50 – A autoridade judiciária manterá, em cada comarca ou foro regional, um registro de crianças e adolescentes em condições de serem adotados e outro de pessoas interessadas na adoção.

Parágrafo 1º. O deferimento da inscrição dar-se-á após prévia consulta aos órgãos técnicos do juizado, ouvido o Ministério Público.

Parágrafo 2º. Não será deferida a inscrição se o interessado não satisfizer os requisitos legais ou verificada qualquer das hipóteses previstas no artigo 29.

Artigo 51 – Cuidando-se de pedido de adoção formulado por estrangeiro residente ou domiciliado fora do país, observar-se-á o disposto no artigo 31.

Parágrafo 1º. O candidato deverá comprovar, mediante documento expedido pela autoridade competente do respectivo domicílio, estar devidamente habilitado à adoção, consoante as leis do seu país, bem como apresentar estudo psicossocial elaborado por agência especializada e credenciada no país de origem.

Parágrafo 2º. A autoridade judiciária, de ofício ou a requerimento do Ministério Público, poderá determinar a apresentação do texto pertinente à legislação estrangeira, acompanhado de prova da respectiva vigência.

Parágrafo 3º. Os documentos em língua estrangeira serão juntados aos autos, devidamente autenticados pela autoridade consular, observados os tratados e convenções internacionais, e acompanhados da respectiva tradução, por tradutor público juramentado.

Parágrafo 4º. Antes de consumada a adoção não será permitida a saída do adotando do território nacional.

Artigo 52 – A adoção internacional poderá ser condicionada a estudo prévio e análise de uma comissão estadual judiciária de adoção, que fornecerá o respectivo laudo de habilitação para instruir o processo competente.

Parágrafo único. Competirá à comissão manter registro centralizado de interessados estrangeiros em adoção.

Capítulo IV – Do direito à educação, à cultura, ao esporte e ao lazer

Artigo 53 – A criança e o adolescente têm direito à educação, visando ao pleno desenvolvimento de sua pessoa, preparo para o exercício da cidadania e qualificação para o trabalho, assegurando-se-lhes:

I – Igualdade de condições para acesso e permanência na escola;

II – Direito de ser respeitado por seus educadores;

III – Direito de contestar critérios avaliativos, podendo recorrer às instâncias escolares superiores;

IV – Direito de organização e participação em entidades estudantis;

V – Acesso à escola pública e gratuita próxima de sua residência.

Parágrafo único. É direito dos pais ou responsáveis ter ciência do processo pedagógico, bem como participar da definição das propostas educacionais.

Artigo 54 – É dever do Estado assegurar à criança e ao adolescente:

I – Ensino fundamental, obrigatório e gratuito, inclusive para os que a ele não tiveram acesso na idade própria;

II – Progressiva extensão da obrigatoriedade e gratuidade ao ensino médio;

III – Atendimento educacional especializado aos portadores de deficiência, preferencialmente na rede regular de ensino;

IV – Atendimento em creche e em pré-escola às crianças de 0 a 6 anos de idade;

V – Acesso aos níveis mais elevados do ensino, da pesquisa e da criação artística, segundo a capacidade de cada um;

VI – Oferta de ensino noturno regular, adequado às condições do adolescente trabalhador;

VII – Atendimento no ensino fundamental, através de programas suplementares de material didático-escolar, transporte, alimentação e assistência à saúde.

Parágrafo 1º. O acesso ao ensino obrigatório e gratuito é direito público subjetivo.

Parágrafo 2º. O não oferecimento do ensino obrigatório pelo poder público ou sua oferta irregular importa responsabilidade da autoridade competente.

Parágrafo 3º. Compete ao poder público recensear os educandos no ensino fundamental, fazer-lhes a chamada e zelar, junto aos pais ou responsável, pela frequência à escola.

Artigo 55 – Os pais ou responsável têm a obrigação de matricular seus filhos ou pupilos na rede regular de ensino.

Artigo 56 – Os dirigentes de estabelecimentos de ensino fundamental comunicarão ao Conselho Tutelar os casos de:

I – Maus-tratos envolvendo seus alunos;

II – Reiteração de faltas injustificadas e de evasão escolar, esgotados os recursos escolares;

III – Elevados níveis de repetência.

Artigo 57 – O poder público estimulará pesquisas, experiências e novas propostas relativas a calendário, seriação, currículo, metodologia, didática e avaliação, com vistas à inserção de crianças e adolescentes excluídos do ensino fundamental obrigatório.

Artigo 58 – No processo educacional respeitar-se-ão os valores culturais, artísticos e históricos próprios do contexto social da criança e do adolescente, garantindo-se a estes a liberdade da criação e o acesso às fontes de cultura.

Artigo 59 – Os municípios, com apoio dos estados e da União, estimularão e facilitarão a destinação de recursos e espaços para programações culturais, esportivas e de lazer voltadas para a infância e para a juventude.

Capítulo V – Do direito à profissionalização e à proteção no trabalho

Artigo 60 – É proibido qualquer trabalho a menores de 14 anos de idade, salvo na condição de aprendiz.

Artigo 61 – A proteção ao trabalho dos adolescentes é regulada por legislação especial, sem prejuízo do disposto nesta lei.

Artigo 62 – Considera-se aprendizagem a formação técnico-profissional ministrada segundo as diretrizes e bases da legislação de educação em vigor.

Artigo 63 – A formação técnico-profissional obedecerá aos seguintes princípios:

I – Garantia de acesso e frequência obrigatória ao ensino regular;

II – Atividade compatível com o desenvolvimento do adolescente;

III – Horário especial para o exercício das atividades.

Artigo 64 – Ao adolescente até 14 anos de idade é assegurada bolsa de aprendizagem.

Artigo 65 – Ao adolescente aprendiz, maior de 14 anos, são assegurados os direitos trabalhistas e previdenciários.

Artigo 66 – Ao adolescente portador de deficiência é assegurado trabalho protegido.

Artigo 67 – Ao adolescente empregado, aprendiz, em regime familiar de trabalho, aluno de escola técnica, assistido em entidade governamental ou não governamental, é vedado trabalho:

I – Noturno, realizado entre as 22 horas de um dia e as 5 horas do dia seguinte;

II – Perigoso, insalubre ou penoso;

III – Realizado em locais prejudiciais a sua formação e ao seu desenvolvimento físico, psíquico, moral e social;

IV – Realizado em horários e locais que não permitam a frequência à escola.

Artigo 68 – O programa social que tenha por base o trabalho educativo, sob responsabilidade de entidade governamental ou não governamental sem fins lucrativos, deverá assegurar ao adolescente que dele participe condições de capacitação para o exercício de atividade regular remunerada.

Parágrafo 1º. Entende-se por trabalho educativo a atividade laboral em que as exigências pedagógicas relativas ao desenvolvimento pessoal e social do educando prevalecem sobre o aspecto produtivo.

Parágrafo 2º. A remuneração que o adolescente recebe pelo trabalho efetuado ou a participação na venda dos produtos de seu trabalho não desfigura o caráter educativo.

Artigo 69 – O adolescente tem direito à profissionalização e à proteção no trabalho, observados os seguintes aspectos, entre outros:

I – Respeito à condição peculiar de pessoa em desenvolvimento;

II – Capacitação profissional adequada ao mercado de trabalho.

TÍTULO III – DA PREVENÇÃO

Capítulo I – Disposições gerais

Artigo 70 – É dever de todos prevenir a ocorrência de ameaça ou violação dos direitos da criança e do adolescente.

Artigo 71 – A criança e o adolescente têm direito a informação, cultura, lazer, esportes, diversões, espetáculos e produtos e serviços que respeitem sua condição peculiar de pessoa em desenvolvimento.

Artigo 72 – As obrigações previstas nesta lei não excluem da prevenção especial outras decorrentes dos princípios por ela adotados.

Artigo 73 – A inobservância das normas de prevenção importará em responsabilidade da pessoa física ou jurídica, nos termos desta lei.

Capítulo II – Da prevenção especial

Seção I – Da informação, cultura, lazer, esportes, diversões e espetáculos

Artigo 74 – O poder público, através do órgão competente, regulará as diversões e espetáculos públicos, informando sobre a natureza deles, as faixas etárias a que não se recomendem, locais e horários em que sua apresentação se mostre inadequada.

Parágrafo único. Os responsáveis pelas diversões e espetáculos públicos deverão afixar, em lugar visível e de fácil acesso, à entrada do local de exibição, informação destacada sobre a natureza do espetáculo e a faixa etária especificada no certificado de classificação.

Artigo 75 – Toda criança ou adolescente terá acesso a diversões e espetáculos públicos classificados como adequados a sua faixa etária.

Parágrafo único. As crianças menores de 10 anos somente poderão ingressar e permanecer nos locais de apresentação ou exibição quando acompanhadas dos pais ou responsável.

Artigo 76 – As emissoras de rádio e televisão somente exibirão, no horário recomendado para o público infanto-juvenil, programas com finalidades educativas, artísticas, culturais e informativas.

Parágrafo único. Nenhum espetáculo será apresentado ou anunciado sem aviso de sua classificação, antes de sua transmissão, apresentação ou exibição.

Artigo 77 – Os proprietários, diretores, gerentes e funcionários de empresas que explorem a venda ou o aluguel de fitas de programação em vídeo cuidarão para que não haja venda ou locação em desacordo com a classificação atribuída pelo órgão competente.

Parágrafo único. As fitas a que alude este artigo deverão exibir, no invólucro, informação sobre a natureza da obra e a faixa etária a que se destinam.

Artigo 78 – As revistas e publicações contendo material impróprio ou inadequado a crianças e adolescentes deverão ser comercializadas em embalagem lacrada, com a advertência de seu conteúdo.

Parágrafo único. As editoras cuidarão para que as capas que contenham mensagens pornográficas ou obscenas sejam protegidas com embalagem opaca.

Artigo 79 – As revistas e publicações destinadas ao público infanto-juvenil não poderão conter ilustrações, fotografias, legendas, crônicas ou anúncios de bebidas alcoólicas, tabaco, armas e munições, e deverão respeitar os valores éticos e sociais da pessoa e da família.

Artigo 80 – Os responsáveis por estabelecimentos que explorem comercialmente bilhar, sinuca ou congênere ou por casas de jogos, assim entendidas as que realizem apostas, ainda que eventualmente, cuidarão para que não seja permitida a entrada e a permanência de crianças e adolescentes no local, afixando aviso para orientação do público.

Seção II – Dos produtos e serviços

Artigo 81 – É proibida a venda à criança ou ao adolescente de:

I – Armas, munições e explosivos;

II – Bebidas alcoólicas;

III – Produtos cujos componentes possam causar dependência física ou psíquica ainda que por utilização indevida;

IV – Fogos de estampido e de artifício, exceto aqueles que pelo seu reduzido potencial sejam incapazes de provocar qualquer dano físico em caso de utilização indevida;

V – Revistas e publicações a que alude o artigo 78;

VI – Bilhetes lotéricos e equivalentes.

Artigo 82 – É proibida a hospedagem de criança ou adolescente em hotel, motel, pensão ou estabelecimento congênere, salvo se autorizado ou acompanhado pelos pais ou responsável.

Seção III – Da autorização para viajar

Artigo 83 – Nenhuma criança poderá viajar para fora da comarca onde reside, desacompanhada dos pais ou responsável, sem expressa autorização judicial.

Parágrafo 1º. A autorização não será exigida quando:

I – Tratar-se de comarca contígua à da residência da criança, se na mesma unidade da federação ou incluída na mesma região metropolitana;

II – A criança estiver acompanhada:

a) De ascendente ou colateral maior, até o terceiro grau, comprovado documentalmente o parentesco;

b) De pessoa maior, expressamente autorizada pelo pai, mãe ou responsável.

Parágrafo 2º. A autoridade judiciária poderá, a pedido dos pais ou responsável, conceder autorização válida por dois anos.

Artigo 84 – Quando se tratar de viagem ao exterior, a autorização é dispensável se a criança ou adolescente:

I – Estiver acompanhado de ambos os pais ou responsável;

II – Viajar na companhia de um dos pais, autorizado expressamente pelo outro através de documento com firma reconhecida.

Artigo 85 – Sem prévia e expressa autorização judicial, nenhuma criança ou adolescente nascido em território nacional poderá sair do país em companhia de estrangeiro residente ou domiciliado no exterior.

PARTE ESPECIAL

TÍTULO I – DA POLÍTICA DE ATENDIMENTO

Capítulo I – Disposições gerais

Artigo 86 – A política de atendimento dos direitos da criança e do adolescente far-se-á através de um conjunto articulado de ações governamentais e não governamentais, da União, dos estados, do Distrito Federal e dos municípios.

Artigo 87 – São linhas de ação da política de atendimento:

I – Políticas sociais básicas;

II – Políticas e programas de assistência social, em caráter supletivo, para aqueles que deles necessitem;

III – Serviços especiais de prevenção e atendimento médico e psicossocial às vítimas de negligência, maus-tratos, exploração, abuso, crueldade e opressão;

IV – Serviço de identificação e localização de pais, responsável, crianças e adolescentes desaparecidos;

V – Proteção jurídico-social por entidades de defesa dos direitos da criança e do adolescente.

Artigo 88 – São diretrizes da política de atendimento:

I – Municipalização do atendimento;

II – Criação de conselhos municipais, estaduais e nacional dos direitos da criança e do adolescente, órgãos deliberativos e controladores das ações em todos os níveis, assegurada a participação popular paritária por meio de organizações representativas, segundo leis federal, estaduais e municipais;

III – Criação e manutenção de programas específicos, observada a descentralização político-administrativa;

IV – Manutenção de fundos nacional, estaduais e municipais vinculados aos respectivos conselhos dos direitos da criança e do adolescente;

V – Integração operacional de órgãos do Judiciário, Ministério Público, Defensoria, Segurança Pública e Assistência Social, preferencialmente em um mesmo local, para efeito de agilização do atendimento inicial a adolescente a quem se atribua autoria de ato infracional;

VI – Mobilização da opinião pública no sentido da indispensável participação dos diversos segmentos da sociedade.

Artigo 89 – A função de membro do conselho nacional e dos conselhos estaduais e municipais dos direitos da criança e do adolescente é considerada de interesse público relevante e não será remunerada.

Capítulo II – Das entidades de atendimento

Seção I – Disposições gerais

Artigo 90 – As entidades de atendimento são responsáveis pela manutenção das próprias unidades, assim como pelo planejamento e execução de programas de proteção e socioeducativos destinados a crianças e adolescentes, em regime de:

I – Orientação e apoio sociofamiliar;

II – Apoio socioeducativo em meio aberto;

III – Colocação familiar;

IV – Abrigo;

V – Liberdade assistida;

VI – Semiliberdade;

VII – Internação.

Parágrafo único. As entidades governamentais e não governamentais deverão proceder à inscrição de seus programas, especificando os regimes de atendimento, na forma definida nesse artigo, junto ao Conselho Municipal dos Direitos da Criança e do Adolescente, o qual manterá registro das inscrições e de suas alterações, do que fará comunicação ao Conselho Tutelar e à autoridade judiciária.

Artigo 91 – As entidades não governamentais somente poderão funcionar depois de registradas no Conselho Municipal dos Direitos da Criança e do Adolescente, o qual comunicará o registro ao Conselho Tutelar e à autoridade judiciária da respectiva localidade.

Parágrafo único. Será negado o registro à entidade que:

I – Não ofereça instalações físicas em condições adequadas de habitabilidade, higiene, salubridade e segurança;

II – Não apresente plano de trabalho compatível com os princípios desta lei;

III – Esteja irregularmente constituída;

IV – Tenha em seus quadros pessoas inidôneas.

Artigo 92 – As entidades que desenvolvam programas de abrigo deverão adotar os seguintes princípios:

I – Preservação dos vínculos familiares;

II – Integração em família substituta, quando esgotados os recursos de manutenção na família de origem;

III – Atendimento personalizado e em pequenos grupos;

IV – Desenvolvimento de atividades em regime de coeducação;

V – Não desmembramento de grupos de irmãos;

VI – Evitar, sempre que possível, a transferência para outras entidades de crianças e adolescentes abrigados;

VII – Participação na vida da comunidade local;

VIII – Preparação gradativa para o desligamento;

IX – Participação de pessoas da comunidade no processo educativo.

Parágrafo único. O dirigente de entidade de abrigo é equiparado ao guardião, para todos os efeitos de direito.

Artigo 93 – As entidades que mantenham programas de abrigo poderão, em caráter excepcional e de urgência, abrigar crianças e adolescentes sem prévia determinação da autoridade competente, fazendo comunicação do fato até o segundo dia útil imediato.

Artigo 94 – As entidades que desenvolvem programas de internação têm as seguintes obrigações, entre outras:

I – Observar os direitos e garantias de que são titulares os adolescentes;

II – Não restringir nenhum direito que não tenha sido objeto de restrição na decisão de internação;

III – Oferecer atendimento personalizado, em pequenas unidades e grupos reduzidos;

IV – Preservar a identidade e oferecer ambiente de respeito e dignidade ao adolescente;

V – Diligenciar no sentido do restabelecimento e da preservação dos vínculos familiares;

VI – Comunicar à autoridade judiciária, periodicamente, os casos em que se mostre inviável ou impossível o reatamento dos vínculos familiares;

VII – Oferecer instalações físicas em condições adequadas de habitabilidade, higiene, salubridade e segurança e os objetos necessários à higiene pessoal;

VIII – Oferecer vestuário e alimentação suficientes e adequados à faixa etária dos adolescentes atendidos;

IX – Oferecer cuidados médicos, psicológicos, odontológicos e farmacêuticos;

X – Propiciar escolarização e profissionalização;

XI – Propiciar atividades culturais, esportivas e de lazer;

XII – Propiciar assistência religiosa àqueles que desejarem, de acordo com suas crenças;

XIII – Proceder a estudo social e pessoal de cada caso;

XIV – Reavaliar periodicamente cada caso, com intervalo máximo de seis meses, dando ciência dos resultados à autoridade competente;

XV – Informar, periodicamente, o adolescente internado sobre sua situação processual;

XVI – Comunicar às autoridades competentes todos os casos de adolescentes portadores de moléstias infectocontagiosas;

XVII – Fornecer comprovante de depósito dos pertences dos adolescentes;

XVIII – Manter programas destinados ao apoio e acompanhamento de egressos;

XIX – Providenciar os documentos necessários ao exercício da cidadania àqueles que não os tiverem;

XX – Manter arquivo de anotações onde constem data e circunstâncias do atendimento, nome do adolescente, seus pais ou responsável, parentes, endereços, sexo, idade, acompanhamento da sua formação, relação de seus pertences e demais dados que possibilitem sua identificação e a individualização do atendimento.

Parágrafo 1º. Aplicam-se, no que couber, as obrigações constantes deste artigo às entidades que mantêm programa de abrigo.

Parágrafo 2º. No cumprimento das obrigações a que alude este artigo, as entidades utilizarão preferencialmente os recursos da comunidade.

Seção II – Da fiscalização das entidades

Artigo 95 – As entidades governamentais e não governamentais referidas no artigo 90 serão fiscalizadas pelo Judiciário, pelo Ministério Público e pelos conselhos tutelares.

Artigo 96 – Os planos de aplicação e as prestações de contas serão apresentados ao estado ou ao município, conforme a origem das dotações orçamentárias.

Artigo 97 – São medidas aplicáveis às entidades de atendimento que descumprirem obrigação constante do artigo 94, sem prejuízo da responsabilidade civil e criminal de seus dirigentes ou prepostos:

I – Às entidades governamentais:

a) Advertência;

b) Afastamento provisório de seus dirigentes;

c) Afastamento definitivo de seus dirigentes;

d) Fechamento de unidade ou interdição de programa.

II – Às entidades não governamentais:

a) Advertência;

b) Suspensão total ou parcial do repasse de verbas públicas;

c) Interdição de unidades ou suspensão de programa;

d) Cassação do registro.

Parágrafo único. Em caso de reiteradas infrações cometidas por entidades de atendimento, que coloquem em risco os direitos assegurados nesta lei, deverá ser o fato comunicado ao Ministério Público ou representado perante autoridade judiciária competente para as providências cabíveis, inclusive suspensão das atividades ou dissolução da entidade.

TÍTULO II – DAS MEDIDAS DE PROTEÇÃO

Capítulo I – Disposições gerais

Artigo 98 – As medidas de proteção à criança e ao adolescente são aplicáveis sempre que os direitos reconhecidos nesta lei forem ameaçados ou violados:

I – Por ação ou omissão da sociedade ou do Estado;

II – Por falta, omissão ou abuso dos pais ou responsável;

III – Em razão de sua conduta.

Capítulo II – Das medidas específicas de proteção

Artigo 99 – As medidas previstas neste capítulo poderão ser aplicadas isolada ou cumulativamente, bem como substituídas a qualquer tempo.

Artigo 100 – Na aplicação das medidas levar-se-ão em conta as necessidades pedagógicas, preferindo-se aquelas que visem ao fortalecimento dos vínculos familiares e comunitários.

Artigo 101 – Verificada qualquer das hipóteses previstas no artigo 98, a autoridade competente poderá determinar, dentre outras, as seguintes medidas:

I – Encaminhamento aos pais ou responsável, mediante termo de responsabilidade;

II – Orientação, apoio e acompanhamento temporários;

III – Matrícula e frequência obrigatórias em estabelecimento oficial de ensino fundamental;

IV – Inclusão em programa comunitário ou oficial de auxílio à família, à criança e ao adolescente;

V – Requisição de tratamento médico, psicológico ou psiquiátrico, em regime hospitalar ou ambulatorial;

VI – Inclusão em programa oficial ou comunitário de auxílio, orientação e tratamento a alcoólatras e toxicômanos;

VII – Abrigo em entidade;

VIII – Colocação em família substituta.

Parágrafo único. O abrigo é medida provisória e excepcional, utilizável como forma de transição para a colocação em família substituta, não implicando privação de liberdade.

Artigo 102 – As medidas de proteção de que trata este capítulo serão acompanhadas da regularização do registro civil.

Parágrafo 1º. Verificada a inexistência de registro anterior, o assento de nascimento da criança ou adolescente será feito à vista dos elementos disponíveis, mediante requisição da autoridade judiciária.

Parágrafo 2º. Os registros e certidões necessários à regularização de que trata este artigo são isentos de multas, custas e emolumentos, gozando de absoluta prioridade.

TÍTULO III – DA PRÁTICA DE ATO INFRACIONAL

Capítulo I – Disposições gerais

Artigo 103 – Considera-se ato infracional a conduta descrita como crime ou contravenção penal.

Artigo 104 – São penalmente inimputáveis os menores de 18 anos, sujeitos às medidas previstas nesta lei.

Parágrafo único. Para os efeitos desta lei, deve ser considerada a idade do adolescente à data do fato.

Artigo 105 – Ao ato infracional praticado por criança corresponderão as medidas previstas no artigo 101.

Capítulo II – Dos direitos individuais

Artigo 106 – Nenhum adolescente será privado de sua liberdade senão em flagrante de ato infracional ou por ordem escrita e fundamentada da autoridade judiciária competente.

Parágrafo único. O adolescente tem direito à identificação dos responsáveis pela sua apreensão, devendo ser informado acerca de seus direitos.

Artigo 107 – A apreensão de qualquer adolescente e o local onde se encontra recolhido serão *incontinenti* comunicados à autoridade judiciária competente e à família do apreendido ou à pessoa por ele indicada.

Parágrafo único. Examinar-se-á, desde logo e sob pena de responsabilidade, a possibilidade de liberação imediata.

Artigo 108 – A internação, antes da sentença, pode ser determinada pelo prazo máximo de 45 dias.

Parágrafo único. A decisão deverá ser fundamentada e basear-se em indícios suficientes de autoria e materialidade, demonstrada a necessidade imperiosa da medida.

Artigo 109 – O adolescente civilmente identificado não será submetido à identificação compulsória pelos órgãos policiais, de proteção e judiciais, salvo para efeito de confrontação, havendo dúvida fundada.

Capítulo III – Das garantias processuais

Artigo 110 – Nenhum adolescente será privado de sua liberdade sem o devido processo legal.

Artigo 111 – São asseguradas ao adolescente, entre outras, as seguintes garantias:

I – Pleno e formal conhecimento da atribuição de ato infracional, mediante citação ou meio equivalente;

II – Igualdade na relação processual, podendo confrontar-se com vítimas e testemunhas e produzir todas as provas necessárias a sua defesa;

III – Defesa técnica por advogado;

IV – Assistência judiciária gratuita e integral aos necessitados, na forma da lei;

V – Direito de ser ouvido pessoalmente pela autoridade competente;

VI – Direito de solicitar a presença de seus pais ou responsável em qualquer fase do procedimento.

Capítulo IV – Das medidas socioeducativas

Seção I – Disposições gerais

Artigo 112 – Verificada a prática de ato infracional, a autoridade competente poderá aplicar ao adolescente as seguintes medidas:

I – Advertência;

II – Obrigação de reparar o dano;

III – Prestação de serviços à comunidade;

IV – Liberdade assistida;

V – Inserção em regime de semiliberdade;

VI – Internação em estabelecimento educacional;

VII – Qualquer uma das previstas no artigo 101, I a VI.

Parágrafo 1º. A medida aplicada ao adolescente levará em conta a sua capacidade de cumpri-la, as circunstâncias e a gravidade da infração.

Parágrafo 2º. Em hipótese alguma e sob pretexto algum, será admitida a prestação de trabalho forçado.

Parágrafo 3º. Os adolescentes portadores de doença ou deficiência mental receberão tratamento individual e especializado, em local adequado as suas condições.

Artigo 113 – Aplica-se a este capítulo o disposto nos artigos 99 e 100.

Artigo 114 – A imposição das medidas previstas nos incisos II a VI do artigo 112 pressupõe a existência de provas suficientes da autoria e da materialidade da infração, ressalvada a hipótese de remissão, nos termos do artigo 127.

Parágrafo único. A advertência poderá ser aplicada sempre que houver prova da materialidade e indícios suficientes da autoria.

Seção II – Da advertência

Artigo 115 – A advertência consistirá em admoestação verbal, que será reduzida a termo e assinada.

Seção III – Da obrigação de reparar o dano

Artigo 116 – Em se tratando de ato infracional com reflexos patrimoniais, a autoridade poderá determinar, se for o caso, que o adolescente restitua a coisa, promova o ressarcimento do dano, ou, por outra forma, compense o prejuízo da vítima.

Parágrafo único. Havendo manifesta impossibilidade, a medida poderá ser substituída por outra adequada.

Seção IV – Da prestação de serviços à comunidade

Artigo 117 – A prestação de serviços comunitários consiste na realização de tarefas gratuitas de interesse geral, por período não excedente a seis meses, junto a entidades assistenciais, hospitais, escolas e outros estabelecimentos congêneres, bem como em programas comunitários ou governamentais.

Parágrafo único. As tarefas serão atribuídas conforme as aptidões do adolescente, devendo ser cumpridas durante jornada máxima de oito horas semanais, aos sábados, domingos e feriados ou em dias úteis, de modo a não prejudicar a frequência à escola ou à jornada normal de trabalho.

Seção V – Da liberdade assistida

Artigo 118 – A liberdade assistida será adotada sempre que se afigurar a medida mais adequada para o fim de acompanhar, auxiliar e orientar o adolescente.

Parágrafo 1º. A autoridade designará pessoa capacitada para acompanhar o caso, a qual poderá ser recomendada por entidade ou programa de atendimento.

Parágrafo 2º. A liberdade assistida será fixada pelo prazo mínimo de seis meses, podendo a qualquer tempo ser prorrogada, revogada ou substituída por outra medida, ouvido o orientador, o Ministério Público e o defensor.

Artigo 119 – Incumbe ao orientador, com o apoio e a supervisão da autoridade competente, a realização dos seguintes encargos, entre outros:

I – Promover socialmente o adolescente e sua família, fornecendo-lhes orientação e inserindo-os, se necessário, em programa oficial ou comunitário de auxílio e assistência social;

II – Supervisionar a frequência e o aproveitamento escolar do adolescente, promovendo, inclusive, sua matrícula;

III – Diligenciar no sentido da profissionalização do adolescente e de sua inserção no mercado de trabalho;

IV – Apresentar relatório do caso.

Seção VI – Do regime de semiliberdade

Artigo 120 – O regime de semiliberdade pode ser determinado desde o início ou como forma de transição para o meio aberto, possibilitada a realização de atividades externas, independentemente de autorização judicial.

Parágrafo 1º. São obrigatórias a escolarização e a profissionalização, devendo, sempre que possível, ser utilizados os recursos existentes na comunidade.

Parágrafo 2º. A medida não comporta prazo determinado aplicando-se, no que couber, as disposições relativas à internação.

Seção VII – Da internação

Artigo 121 – A internação constitui medida privativa da liberdade, sujeita aos princípios de brevidade, excepcionalidade e respeito à condição peculiar de pessoa em desenvolvimento.

Parágrafo 1º. Será permitida a realização de atividades externas, a critério da equipe técnica da entidade, salvo expressa determinação judicial em contrário.

Parágrafo 2º. A medida não comporta prazo determinado, devendo sua manutenção ser reavaliada, mediante decisão fundamentada, no máximo a cada seis meses.

Parágrafo 3º. Em nenhuma hipótese o período máximo de internação excederá a três anos.

Parágrafo 4º. Atingido o limite estabelecido no parágrafo anterior, o adolescente deverá ser liberado, colocado em regime de semiliberdade ou de liberdade assistida.

Parágrafo 5º. A liberação será compulsória aos 21 anos de idade.

Parágrafo 6º. Em qualquer hipótese, a desinternação será precedida de autorização judicial, ouvido o Ministério Público.

Artigo 122 – A medida de internação só poderá ser aplicada quando:

I – Tratar-se de ato infracional cometido mediante grave ameaça ou violência a pessoa;

II – Por reiteração no cometimento de outras infrações graves;

III – Por descumprimento reiterado e injustificável da medida anteriormente imposta.

Parágrafo 1º. O prazo de internação na hipótese do inciso III deste artigo não poderá ser superior a três meses.

Parágrafo 2º. Em nenhuma hipótese será aplicada a internação, havendo outra medida adequada.

Artigo 123 – A internação deverá ser cumprida em entidade exclusiva para adolescentes, em local distinto daquele destinado ao abrigo, obedecida rigorosa separação por critérios de idade, compleição física e gravidade da infração.

Parágrafo único. Durante o período de internação, inclusive provisória, serão obrigatórias atividades pedagógicas.

Artigo 124 – São direitos do adolescente privado de liberdade, entre outros, os seguintes:I – Entrevistar-se pessoalmente com o representante do Ministério Público;

II – Peticionar diretamente a qualquer autoridade;

III – Avistar-se reservadamente com seu defensor;

IV – Ser informado de sua situação processual, sempre que solicitada;

V – Ser tratado com respeito e dignidade;

VI – Permanecer internado na mesma localidade ou naquela mais próxima ao domicílio de seus pais ou responsável;

VII – Receber visitas, ao menos, semanalmente;

VIII – Corresponder-se com seus familiares e amigos;

IX – Ter acesso aos objetos necessários à higiene e asseio pessoal;

X – Habitar alojamento em condições adequadas de higiene e salubridade;

XI – Receber escolarização e profissionalização;

XII – Realizar atividades culturais, esportivas e de lazer:

XIII – Ter acesso aos meios de comunicação social;

XIV – Receber assistência religiosa, segundo a sua crença, e desde que assim o deseje;

XV – Manter a posse de seus objetos pessoais e dispor de local seguro para guardá-los, recebendo comprovante daqueles porventura depositados em poder da entidade;

XVI – Receber, quando de sua desinternação, os documentos pessoais indispensáveis à vida em sociedade.

Parágrafo 1º. Em nenhum caso haverá incomunicabilidade.

Parágrafo 2º. A autoridade judiciária poderá suspender temporariamente a visita, inclusive de pais ou responsável, se existirem motivos sérios e fundados de sua prejudicialidade aos interesses do adolescente.

Artigo 125 – É dever do Estado zelar pela integridade física e mental dos internos, cabendo-lhe adotar as medidas adequadas de contenção e segurança.

Capítulo V – Da remissão

Artigo 126 – Antes de iniciado o procedimento judicial para apuração de ato infracional, o representante do Ministério Público poderá conceder a remissão, como forma de exclusão do processo, atendendo às circunstâncias e consequências do fato, ao contexto social, bem como à personalidade do adolescente e sua maior ou menor participação no ato infracional.

Parágrafo único. Iniciado o procedimento, a concessão da remissão pela autoridade judiciária importará na suspensão ou extinção do processo.

Artigo 127 – A remissão não implica necessariamente o reconhecimento ou comprovação da responsabilidade, nem prevalece para efeito de antecedentes, podendo incluir eventualmente a aplicação de qualquer das medidas previstas em lei, exceto a colocação em regime de semiliberdade e a internação.

Artigo 128 – A medida aplicada por força da remissão poderá ser revista judicialmente, a qualquer tempo, mediante pedido expresso do adolescente ou de seu representante legal, ou do Ministério Público.

TÍTULO IV – DAS MEDIDAS PERTINENTES AOS PAIS OU RESPONSÁVEL

Artigo 129 – São medidas aplicáveis aos pais ou responsável:

I – Encaminhamento a programa oficial ou comunitário de proteção à família;

II – Inclusão em programa oficial ou comunitário de auxílio, orientação e tratamento a alcoólatras e toxicômanos;

III – Encaminhamento a tratamento psicológico ou psiquiátrico;

IV – Encaminhamento a cursos ou programas de orientação;

V – Obrigação de matricular o filho ou pupilo e acompanhar sua frequência e aproveitamento escolar;

VI – Obrigação de encaminhar a criança ou adolescente a tratamento especializado;

VII – Advertência;

VIII – Perda da guarda;

IX – Destituição da tutela;

X – Suspensão ou destituição do pátrio poder.

Parágrafo único. Na aplicação das medidas previstas nos incisos IX e X deste artigo, observar-se-á o disposto nos artigos 23 e 24.

Artigo 130 – Verificada a hipótese de maus-tratos, opressão ou abuso sexual impostos pelos pais ou responsável, a autoridade judiciária poderá determinar, como medida cautelar, o afastamento do agressor da moradia comum.

TÍTULO V – DO CONSELHO TUTELAR

Capítulo I – Disposições gerais

Artigo 131 – O Conselho Tutelar é órgão permanente e autônomo, não jurisdicional, encarregado pela sociedade de zelar pelo cumprimento dos direitos da criança e do adolescente, definidos nesta lei.

Artigo 132 – Em cada município haverá, no mínimo, um Conselho Tutelar composto de cinco membros, escolhidos pela comunidade local para mandato de três anos, permitida uma recondução.

Artigo 133 – Para a candidatura a membro do Conselho Tutelar, serão exigidos os seguintes requisitos:

I – Reconhecida idoneidade moral;

II – Idade superior a 21 anos;

III – Residir no município.

Artigo 134 – Lei municipal disporá sobre local, dia e horário de funcionamento do Conselho Tutelar, inclusive quanto a eventual remuneração de seus membros.

Parágrafo único. Constará da lei orçamentária municipal previsão dos recursos necessários ao funcionamento do Conselho Tutelar.

Artigo 135 – O exercício efetivo da função de conselheiro constituirá serviço público relevante, estabelecerá presunção de idoneidade moral e assegurará prisão especial, em caso de crime comum, até o julgamento definitivo.

Capítulo II – Das atribuições do conselho

Artigo 136 – São atribuições do Conselho Tutelar:

I – Atender as crianças e adolescentes nas hipóteses previstas nos artigos 98 e 105, aplicando as medidas previstas no artigo 101, I a VII;

II – Atender e aconselhar os pais ou responsável, aplicando as medidas previstas no artigo 129, I a VII;

III – Promover a execução de suas decisões, podendo para tanto:

a) Requisitar serviços públicos nas áreas de saúde, educação, serviço social, previdência, trabalho e segurança;

b) Representar junto à autoridade judiciária nos casos de descumprimento injustificado de suas deliberações.

IV – Encaminhar ao Ministério Público notícia de fato que constitua infração administrativa ou penal contra os direitos da criança ou adolescente;

V – Encaminhar à autoridade judiciária os casos de sua competência;

VI – Providenciar a medida estabelecida pela autoridade judiciária, dentre as previstas no artigo 101, de I a VI, para o adolescente autor de ato infracional;

VII – Expedir notificações;

VIII – Requisitar certidões de nascimento e de óbito de criança ou adolescente quando necessário;

IX – Assessorar o Poder Executivo local na elaboração da proposta orçamentária para planos e programas de atendimento dos direitos da criança e do adolescente;

X – Representar, em nome da pessoa e da família, contra a violação dos direitos previstos no artigo 220, parágrafo 3º, inciso II, da Constituição Federal;

XI – Representar ao Ministério Público, para efeito das ações de perda ou suspensão do pátrio poder.

Artigo 137 – As decisões do Conselho Tutelar somente poderão ser revistas pela autoridade judiciária a pedido de quem tenha legítimo interesse.

Capítulo III – Da competência

Artigo 138 – Aplica-se ao Conselho Tutelar a regra de competência constante do artigo 147.

Capítulo IV – Da escolha dos conselheiros

Artigo 139 – O processo para a escolha dos membros do Conselho Tutelar será estabelecido em lei municipal e realizado sob a responsabilidade do Conselho Municipal dos Direitos da Criança e do Adolescente e a fiscalização do Ministério Público.

Capítulo V – Dos impedimentos

Artigo 140 – São impedidos de servir no mesmo conselho marido e mulher, ascendentes e descendentes, sogro e genro ou nora, irmãos, cunhados, durante o cunhadio, tio e sobrinho, padrasto ou madrasta e enteado.

Parágrafo único. Estende-se o impedimento do conselheiro, na forma deste artigo, em relação à autoridade judiciária e ao representante do Ministério Público com atuação na Justiça da Infância e da Juventude, em exercício na comarca, foro regional ou distrital.

TÍTULO VI – DO ACESSO À JUSTIÇA

Capítulo I – Disposições gerais

Artigo 141 – É garantido o acesso de toda criança ou adolescente à Defensoria Pública, ao Ministério Público e ao Poder Judiciário, por qualquer de seus órgãos.

Parágrafo 1º. A assistência judiciária gratuita será prestada aos que dela necessitarem, através de defensor público ou advogado nomeado.

Parágrafo 2º. As ações judiciais da competência da Justiça da Infância e da Juventude são isentas de custas e emolumentos, ressalvada a hipótese de litigância de má-fé.

Artigo 142 – Os menores de 16 anos serão representados e os maiores de 16 e menores de 21 anos assistidos por seus pais, tutores ou curadores, na forma da legislação civil ou processual.

Parágrafo único. A autoridade judiciária dará curador especial à criança ou adolescente, sempre que os interesses destes colidirem com os de seus pais ou responsável, ou quando carecer de representação ou assistência legal ainda que eventual.

Artigo 143 – É vedada a divulgação de atos judiciais, policiais e administrativos que digam respeito a crianças e adolescentes a que se atribua autoria de ato infracional.

Parágrafo único. Qualquer notícia a respeito do fato não poderá identificar a criança ou adolescente, vedando-se fotografia, referência a nome, apelido, filiação, parentesco, residência e, inclusive, iniciais do nome e sobrenome.

Artigo 144 – A expedição de cópia ou certidão de atos a que se refere o artigo anterior somente será deferida pela autoridade judiciária competente, se demonstrado o interesse e justificada a finalidade.

Capítulo II – Da Justiça da Infância e da Juventude

Seção I – Disposições gerais

Artigo 145 – Os estados e o Distrito Federal poderão criar varas especializadas e exclusivas da infância e da juventude, cabendo ao Poder Judiciário estabelecer sua proporcionalidade por número de habitantes, dotá-las de infraestrutura e dispor sobre o atendimento, inclusive em plantões.

Seção II – Do juiz

Artigo 146 – A autoridade a que se refere esta lei é o juiz da Infância e da Juventude ou o juiz que exerce essa função, na forma da lei de organização judiciária local.

Artigo 147 – A competência será determinada:

I – Pelo domicílio dos pais ou responsável;

II – Pelo lugar onde se encontre a criança ou adolescente, à falta dos pais ou responsável.

Parágrafo 1º. Nos casos de ato infracional, será competente a autoridade do lugar da ação ou omissão, observadas as regras de conexão, continência e prevenção.

Parágrafo 2º. A execução das medidas poderá ser delegada à autoridade competente da residência dos pais ou responsável, ou do local onde sediar-se a entidade que abrigar a criança ou adolescente.

Parágrafo 3º. Em caso de infração cometida através de transmissão simultânea de rádio ou televisão, que atinja mais de uma comarca, será competente, para aplicação da penalidade, a autoridade judiciária do local da sede estadual da emissora ou rede, tendo a sentença eficácia para todas as transmissoras ou retransmissoras do respectivo estado.

Artigo 148 – A Justiça da Infância e da Juventude é competente para:

I – Conhecer de representações promovidas pelo Ministério Público, para apuração de ato infracional atribuído a adolescente, aplicando as medidas cabíveis;

II – Conceder a remissão, como forma de suspensão ou extinção do processo;

III – Conhecer de pedidos de adoção e seus incidentes;

IV – Conhecer de ações civis fundadas em interesses individuais, difusos ou coletivos afetos à criança e ao adolescente, observado o disposto no artigo 209;

V – Conhecer de ações decorrentes de irregularidades em entidades de atendimento, aplicando as medidas cabíveis;

VI – Aplicar penalidades administrativas nos casos de infrações contra norma de proteção à criança ou adolescente;

VII – Conhecer de casos encaminhados pelo Conselho Tutelar, aplicando as medidas cabíveis.

Parágrafo único. Quando se tratar de criança ou adolescente nas hipóteses do artigo 98, é também competente a Justiça da Infância e da Juventude para o fim de:

a) Conhecer de pedidos de guarda e tutela;

b) Conhecer de ações de destituição do pátrio poder, perda ou modificação da tutela ou guarda;

c) Suprir a capacidade ou o consentimento para o casamento;

d) Conhecer de pedidos baseados em discordância paterna ou materna, em relação ao exercício do pátrio poder;

e) Conceder a emancipação, nos termos da lei civil, quando faltarem os pais;

f) Designar curador especial em casos de apresentação de queixa ou representação, ou de outros procedimentos judiciais ou extrajudiciais em que haja interesses de criança ou adolescente;

g) Conhecer de ações de alimentos;

h) Determinar o cancelamento, a retificação e o suprimento dos registros de nascimento e óbito.

Artigo 149 – Compete à autoridade judiciária disciplinar, através de portaria, ou autorizar, mediante alvará:

I – A entrada e permanência de criança ou adolescente, desacompanhado dos pais ou responsável, em:

a) Estádio, ginásio e campo desportivo;

b) Bailes ou promoções dançantes;

c) Boate ou congêneres;

d) Casa que explore comercialmente diversões eletrônicas;

e) Estúdios cinematográficos, de teatro, rádio e televisão.

II – A participação de criança e adolescente em:

a) Espetáculos públicos e seus ensaios;

b) Certames de beleza.

Parágrafo 1º. Para os fins do disposto neste artigo, a autoridade judiciária levará em conta, dentre outros fatores:

I – Os princípios desta lei;

II – As peculiaridades locais;

III – A existência de instalações adequadas;

IV – O tipo de frequência habitual ao local;

V – A adequação do ambiente a eventual participação ou frequência de crianças e adolescentes;

VI – A natureza do espetáculo.

Parágrafo 2º. As medidas adotadas na conformidade deste artigo deverão ser fundamentadas, caso a caso, vedadas as determinações de caráter geral.

Seção III – Dos serviços auxiliares

Artigo 150 – Cabe ao Poder Judiciário, na elaboração de sua proposta orçamentária, prever recursos para manutenção de equipe interprofissional, destinada a assessorar a Justiça da Infância e da Juventude.

Artigo 151 – Compete à equipe interprofissional, dentre outras atribuições que lhe forem reservadas pela legislação local, fornecer subsídios por escrito, mediante laudos, ou verbalmente, na audiência, e bem assim desenvolver trabalhos de aconselhamento, orientação, encaminhamento, prevenção e outros, tudo sob a imediata subordinação à autoridade judiciária, assegurada a livre manifestação do ponto de vista técnico.

Capítulo III – Dos procedimentos

Seção I – Disposições gerais

Artigo 152 – Aos procedimentos regulados nesta lei aplicam-se subsidiariamente as normas gerais previstas na legislação processual pertinente.

Artigo 153 – Se a medida judicial a ser adotada não corresponder a procedimento previsto nesta ou em outra lei, a autoridade judiciária poderá investigar os fatos e ordenar de ofício as providências necessárias, ouvido o Ministério Público.

Artigo 154 – Aplica-se às multas o disposto no artigo 214.

Seção II – Da perda e da suspensão do pátrio poder

Artigo 155 – O procedimento para a perda ou a suspensão do pátrio poder terá início por provocação do Ministério Público ou de quem tenha legítimo interesse.

Artigo 156 – A petição inicial indicará:

I – A autoridade judiciária a que for dirigida;

II – O nome, o estado civil, a profissão e a residência do requerente e do requerido, dispensada a qualificação em se tratando de pedido formulado por representante do Ministério Público;

III – A exposição sumária do fato e o pedido;

IV – As provas que serão produzidas, oferecendo, desde logo, o rol de testemunhas e documentos.

Artigo 157 – Havendo motivo grave, poderá a autoridade judiciária, ouvido o Ministério Público, decretar a suspensão do pátrio poder, liminar ou incidentalmente, até o julgamento definitivo da causa, ficando a criança ou o adolescente confiado a pessoa idônea, mediante termo de responsabilidade.

Artigo 158 – O requerido será citado para, no prazo de dez dias, oferecer resposta escrita, indicando as provas a serem produzidas e oferecendo desde logo o rol de testemunhas e documentos.

Parágrafo único. Deverão ser esgotados todos os meios para a citação pessoal.

Artigo 159 – Se o requerido não tiver possibilidade de constituir advogado, sem prejuízo do próprio sustento e de sua família, poderá requerer, em cartório, que lhe seja nomeado dativo, ao qual incumbirá a apresentação de resposta, contando-se o prazo a partir da intimação do despacho de nomeação.

Artigo 160 – Sendo necessário, a autoridade judiciária requisitará de qualquer repartição ou órgão público a apresentação de documento que interesse à causa, de ofício ou a requerimento das partes ou do Ministério Público.

Artigo 161 – Não sendo contestado o pedido, a autoridade judiciária dará vista dos autos ao Ministério Público, por cinco dias, salvo quando este for o requerente, decidindo em igual prazo.

Parágrafo 1º. Havendo necessidade, a autoridade judiciária poderá determinar a realização de estudo social ou perícia por equipe interprofissional, bem como a oitiva de testemunhas.

Parágrafo 2º. Se o pedido importar em modificação de guarda, será obrigatória, desde que possível e razoável, a oitiva da criança ou adolescente.

Artigo 162 – Apresentada a resposta, a autoridade judiciária dará vista dos autos ao Ministério Público, por cinco dias, salvo quando este for o requerente, designando, desde logo, audiência de instrução e julgamento.

Parágrafo 1º. A requerimento de qualquer das partes, do Ministério Público ou de ofício, a autoridade judiciária poderá determinar a realização de estudo social ou, se possível, de perícia por equipe interprofissional.

Parágrafo 2º. Na audiência, presentes as partes e o Ministério Público, serão ouvidas as testemunhas, colhendo-se oralmente o parecer técnico, salvo quando apresentado por escrito, manifestando-se sucessivamente o requerente, o requerido e o Ministério Público, pelo tempo de 20 minutos cada um, prorrogável por mais dez. A decisão será proferida na audiência, podendo a autoridade judiciária, excepcionalmente, designar data para sua leitura no prazo máximo de cinco dias.

Artigo 163 – A sentença que decretar a perda ou a suspensão do pátrio poder será averbada à margem do registro de nascimento da criança ou do adolescente.

Seção III – Da destituição da tutela

Artigo 164 – Na destituição da tutela, observar-se-á o procedimento para a remoção de tutor previsto na lei processual civil e, no que couber, o disposto na seção anterior.

Seção IV – Da colocação em família substituta

Artigo 165 – São requisitos para a concessão de pedidos de colocação em família substituta:

I – Qualificação completa do requerente e de seu eventual cônjuge ou companheiro, com expressa anuência deste;

II – Indicação de eventual parentesco do requerente e de seu cônjuge ou companheiro com a criança ou adolescente, especificando se tem ou não parente vivo;

III – Qualificação completa da criança ou adolescente e de seus pais, se conhecidos;

IV – Indicação do cartório onde foi inscrito nascimento, anexando, se possível, uma cópia da respectiva certidão;

V – Declaração sobre a existência de bens, direitos ou rendimentos relativos à criança ou ao adolescente.

Parágrafo único. Em se tratando de adoção, observar-se-ão também os requisitos específicos.

Artigo 166 – Se os pais forem falecidos, tiverem sido destituídos ou suspensos do pátrio poder ou houverem aderido expressamente ao pedido de colocação em família substituta, este poderá ser formulado diretamente em cartório, em petição assinada pelos próprios requerentes.

Parágrafo único. Na hipótese de concordância dos pais, eles serão ouvidos pela autoridade judiciária e pelo representante do Ministério Público, tomando-se por termo as declarações.

Artigo 167 – A autoridade judiciária, de ofício ou a requerimento das partes ou do Ministério Público, determinará a realização de estudo social ou, se possível, perícia por equipe interprofissional, decidindo sobre a concessão de guarda provisória, bem como, no caso de adoção, sobre o estágio de convivência.

Artigo 168 – Apresentado o relatório social ou o laudo pericial e ouvida, sempre que possível, a criança ou o adolescente, dar-se-á vista dos autos ao Ministério Público, pelo prazo de cinco dias, decidindo a autoridade judiciária em igual prazo.

Artigo 169 – Nas hipóteses em que a destituição da tutela, a perda ou a suspensão do pátrio poder constituir pressuposto lógico da medida principal de colocação em família substituta, será observado o procedimento contraditório previsto nas seções II e III deste capítulo.

Parágrafo único. A perda ou a modificação da guarda poderá ser decretada nos mesmos autos do procedimento, observado o disposto no artigo 35.

Artigo 170 – Concedida a guarda ou a tutela, observar-se-á o disposto no artigo 32, e, quanto à adoção, o contido no artigo 47.

Seção V – Da apuração de ato infracional atribuído a adolescente

Artigo 171 – O adolescente apreendido por força de ordem judicial será, desde logo, encaminhado à autoridade judiciária.

Artigo 172 – O adolescente apreendido em flagrante de ato infracional será, desde logo, encaminhado à autoridade policial competente.

Parágrafo único. Havendo repartição policial especializada para atendimento de adolescente e em se tratando de ato infracional praticado em coautoria com maior, prevalecerá a atribuição da repartição especializada, que, após as providências necessárias e conforme o caso, encaminhará o adulto à repartição policial própria.

Artigo 173 – Em caso de flagrante de ato infracional cometido mediante violência ou grave ameaça, a autoridade policial, sem prejuízo do disposto nos artigos 106 e 107, deverá:

I – Lavrar auto de apreensão, ouvidos as testemunhas e o adolescente;

II – Apreender o produto e os instrumentos da infração;

III – Requisitar os exames ou perícias necessários à comprovação da materialidade e autoria da infração.

Parágrafo único. Nas demais hipóteses de flagrante, a lavratura do auto poderá ser substituída por boletim de ocorrência circunstanciada.

Artigo 174 – Comparecendo qualquer dos pais ou responsável, o adolescente será prontamente liberado pela autoridade policial, sob termo de compromisso e responsabilidade de sua apresentação ao representante do Ministério Público, no mesmo dia ou, sendo impossível, no primeiro dia útil imediato, exceto quando, pela gravidade do ato infracional e sua repercussão social, deva o adolescente permanecer sob internação para garantia de sua segurança pessoal ou manutenção da ordem pública.

Artigo 175 – Em caso de não liberação, a autoridade policial encaminhará, desde logo, o adolescente ao representante do Ministério Público, juntamente com cópia do auto de apreensão ou boletim de ocorrência.

Parágrafo 1º. Sendo impossível a apresentação imediata, a autoridade policial encaminhará o adolescente à entidade de atendimento, que fará a apresentação ao representante do Ministério Público no prazo de 24 horas.

Parágrafo 2º. Nas localidades onde não houver entidade de atendimento, a apresentação far-se-á pela autoridade policial. À falta de repartição policial especializada, o adolescente aguardará a apresentação em dependência separada da destinada a maiores, não podendo, em qualquer hipótese, exceder o prazo referido no parágrafo anterior.

Artigo 176 – Sendo o adolescente liberado, a autoridade policial encaminhará imediatamente ao representante do Ministério Público cópia do auto de apreensão ou boletim de ocorrência.

Artigo 177 – Se, afastada a hipótese de flagrante, houver indícios de participação de adolescente na prática de ato infracional, a autoridade policial encaminhará ao representante do Ministério Público relatório das investigações e demais documentos.

Artigo 178 – O adolescente a quem se atribua autoria de ato infracional não poderá ser conduzido ou transportado em compartimento fechado de veículo policial, em condições atentatórias a sua dignidade, ou que impliquem risco a sua integridade física ou mental, sob pena de responsabilidade.

Artigo 179 – Apresentado o adolescente, o representante do Ministério Público, no mesmo dia e à vista do auto de apreensão, boletim de ocorrência ou relatório policial, devidamente autuados pelo cartório judicial e com informação sobre os antecedentes do adolescente, procederá imediata e informalmente à sua oitiva e, em sendo possível, de seus pais ou responsável, vítima e testemunhas.

Parágrafo único. Em caso de não apresentação, o representante do Ministério Público notificará os pais ou responsável para apresentação do adolescente, podendo requisitar o concurso das polícias civil e militar.

Artigo 180 – Adotadas as providências a que alude o artigo anterior, o representante do Ministério Público poderá:

I – Promover o arquivamento dos autos;

II – Conceder a remissão;

III - Representar à autoridade judiciária para aplicação de medida socioeducativa.

Artigo 181 – Promovido o arquivamento dos autos ou concedida a remissão pelo representante do Ministério Público, mediante termo fundamentado, que conterá o resumo dos fatos, os autos serão conclusos à autoridade judiciária para homologação.

Parágrafo 1º. Homologado o arquivamento ou a remissão, a autoridade judiciária determinará, conforme o caso, o cumprimento da medida.

Parágrafo 2º. Discordando, a autoridade judiciária fará remessa dos autos ao procurador-geral de Justiça, mediante despacho fundamentado, e este oferecerá representação, designará outro membro do Ministério Público para apresentá-la ou ratificará o arquivamento ou a remissão, que só então estará a autoridade judiciária obrigada a homologar.

Artigo 182 – Se, por qualquer razão, o representante do Ministério Público não promover o arquivamento ou conceder a remissão, oferecerá representação à autoridade judiciária, propondo a instauração de procedimento para aplicação da medida socioeducativa que se afigurar a mais adequada.

Parágrafo 1º. A representação será oferecida por petição, que conterá o breve resumo dos fatos e a classificação do ato infracional e, quando necessário, o rol de testemunhas, podendo ser deduzida oralmente, em sessão diária instalada pela autoridade judiciária.

Parágrafo 2º. A representação independe de prova pré-constituída da autoria e materialidade.

Artigo 183 – O prazo máximo e improrrogável para a conclusão do procedimento, estando o adolescente internado provisoriamente, será de 45 dias.

Artigo 184 – Oferecida a representação, a autoridade judiciária designará audiência de apresentação do adolescente, decidindo, desde logo, sobre a decretação ou manutenção da internação, observado o disposto no artigo 108 e parágrafo.

Parágrafo 1º. O adolescente e seus pais ou responsável serão cientificados do teor da representação e notificados a comparecer à audiência, acompanhados de advogado.

Parágrafo 2º. Se os pais ou responsável não forem localizados, a autoridade judiciária dará curador especial ao adolescente.

Parágrafo 3º. Não sendo localizado o adolescente, a autoridade judiciária expedirá mandado de busca e apreensão, determinando o sobrestamento do feito, até a efetiva apresentação.

Parágrafo 4º. Estando o adolescente internado, será requisitada a sua apresentação, sem prejuízo da notificação dos pais ou responsável.

Artigo 185 – A internação, decretada ou mantida pela autoridade judiciária, não poderá ser cumprida em estabelecimento prisional.

Parágrafo 1º. Inexistindo na comarca entidade com as características definidas no artigo 123, o adolescente deverá ser imediatamente transferido para a localidade mais próxima.

Parágrafo 2º. Sendo impossível a pronta transferência, o adolescente aguardará sua remoção em repartição policial, desde que em seção isolada dos adultos e com instalações apropriadas, não podendo ultrapassar o prazo máximo de cinco dias sob pena de responsabilidade.

Artigo 186 – Comparecendo o adolescente, seus pais ou responsável, a autoridade judiciária procederá à oitiva dos mesmos, podendo solicitar opinião de profissional qualificado.

Parágrafo 1º. Se a autoridade judiciária entender adequada a remissão, ouvirá o representante do Ministério Público, proferindo decisão.

Parágrafo 2º. Sendo o fato grave, passível de aplicação de medida de internação ou colocação em regime de semiliberdade, a autoridade judiciária, verificando que o adolescente não possui advogado constituído, nomeará defensor, designando, desde logo, audiência em continuação, podendo determinar a realização de diligências e estudo do caso.

Parágrafo 3º. O advogado constituído ou o defensor nomeado, no prazo de três dias contado da audiência de apresentação, oferecerá defesa prévia e rol de testemunhas.

Parágrafo 4º. Na audiência em continuação, ouvidas as testemunhas arroladas na representação e na defesa prévia, cumpridas as diligências e juntado o relatório da equipe interprofissional, será dada a palavra ao representante do Ministério Público e ao defensor, sucessivamente, pelo tempo de 20 minutos para cada um, prorrogável por mais dez, a critério da autoridade judiciária, que em seguida proferirá decisão.

Artigo 187 – Se o adolescente devidamente notificado não comparecer injustificadamente à audiência de apresentação, a autoridade judiciária designará nova data, determinando sua condução coercitiva.

Artigo 188 – A remissão, como forma de extinção ou suspensão do processo, poderá ser aplicada em qualquer fase do procedimento, antes da sentença.

Artigo 189 – A autoridade judiciária não aplicará qualquer medida, desde que reconheça na sentença:

I – Estar provada a inexistência do fato;

II – Não haver prova da existência do fato;

III – Não constituir o fato ato infracional;

IV – Não existir prova de ter o adolescente concorrido para o ato infracional.

Parágrafo único. Na hipótese deste artigo, estando o adolescente internado, será imediatamente colocado em liberdade.

Artigo 190 – A intimação da sentença que aplicar medida de internação ou regime de semiliberdade será feita:

I – Ao adolescente e ao seu defensor;

II – Quando não for encontrado o adolescente, a seus pais ou responsável, sem prejuízo do defensor.

Parágrafo 1º. Sendo outra a medida aplicada, a intimação far-se-á unicamente na pessoa do defensor.

Parágrafo 2º. Recaindo a intimação na pessoa do adolescente, deverá este manifestar se deseja ou não recorrer da sentença.

Seção VI – Da apuração de irregularidades em entidade de atendimento

Artigo 191 – O procedimento de apuração de irregularidades em entidade governamental e não governamental terá início mediante portaria da autoridade judiciária ou representação do Ministério Público ou do Conselho Tutelar, onde conste, necessariamente, resumo dos fatos.

Parágrafo único. Havendo motivo grave, poderá a autoridade judiciária, ouvido o Ministério Público, decretar liminarmente o afastamento provisório do dirigente da entidade, mediante decisão fundamentada.

Artigo 192 – O dirigente da entidade será citado para, no prazo de dez dias, oferecer resposta escrita, podendo juntar documentos e indicar as provas a produzir.

Artigo 193 – Apresentada ou não a resposta e sendo necessário, a autoridade judiciária designará audiência de instrução e julgamento, intimando as partes.

Parágrafo 1º. Salvo manifestação em audiência, as partes e o Ministério Público terão cinco dias para oferecer alegações finais, decidindo a autoridade judiciária em igual prazo.

Parágrafo 2º. Em se tratando de afastamento provisório ou definitivo de dirigente de entidade governamental, a autoridade judiciária oficiará à autoridade administrativa imediatamente superior ao afastado, marcando prazo para a substituição.

Parágrafo 3º. Antes de aplicar qualquer das medidas, a autoridade judiciária poderá fixar prazo para a remoção das irregularidades verificadas. Satisfeitas as exigências, o processo será extinto, sem julgamento de mérito.

Parágrafo 4º. A multa e a advertência serão impostas ao dirigente da entidade ou programa de atendimento.

Seção VII – Da apuração de infração administrativa às normas de proteção à criança e ao adolescente

Artigo 194 – O procedimento para imposição de penalidade administrativa por infração às normas de proteção à criança e ao adolescente terá início por representação do Ministério Público ou do Conselho Tutelar ou auto de infração elaborado por servidor efetivo ou voluntário credenciado, e assinado por duas testemunhas, se possível.

Parágrafo 1º. No procedimento iniciado com o auto de infração, poderão ser usadas fórmulas impressas, especificando-se a natureza e as circunstâncias da infração.

Parágrafo 2º. Sempre que possível, à verificação da infração seguir-se-á a lavratura do auto, certificando-se, em caso contrário, dos motivos do retardamento.

Artigo 195 – O requerido terá prazo de dez dias para apresentação de defesa, contado da data da intimação, que será feita:

I – Pelo autuante, no próprio auto, quando este for lavrado na presença do requerido;

II – Por oficial de justiça ou funcionário legalmente habilitado, que entregará cópia do auto ou da representação ao requerido, ou a seu representante legal, lavrando certidão;

III – Por via postal, com aviso de recebimento, se não for encontrado o requerido ou seu representante legal;

IV – Por edital, com prazo de 30 dias, se incerto ou não sabido o paradeiro do requerido ou de seu representante legal.

Artigo 196 – Não sendo apresentada a defesa no prazo legal, a autoridade judiciária dará vista dos autos do Ministério Público, por cinco dias, decidindo em igual prazo.

Artigo 197 – Apresentada a defesa, a autoridade judiciária procederá na conformidade do artigo anterior, ou, sendo necessário, designará audiência de instrução e julgamento.

Parágrafo único. Colhida a prova oral, manifestar-se-ão sucessivamente o Ministério Público e o procurador do requerido, pelo tempo de 20 minutos para cada um, prorrogável por mais dez, a critério da autoridade judiciária, que em seguida proferirá sentença.

Capítulo IV – Dos recursos

Artigo 198 – Nos procedimentos afetos à Justiça da Infância e da Juventude, fica adotado o sistema recursal do Código de Processo Civil, aprovado pela lei 5.869, de 11 de janeiro de 1973, e suas alterações posteriores, com as seguintes adaptações:

I – Os recursos serão interpostos independentemente de preparo;

II – Em todos os recursos, salvo o de agravo de instrumento e de embargos de declaração, o prazo para interpor e para responder será sempre de dez dias;

III – Os recursos terão preferência de julgamento e dispensarão revisor;

IV – O agravado será intimado para, no prazo de cinco dias, oferecer resposta e indicar as peças a serem trasladadas;

V – Será de 48 horas o prazo para a extração, a conferência e o conserto do traslado;

VI – A apelação será recebida em seu efeito devolutivo. Será também conferido efeito suspensivo quando interposta contra sentença que deferir a adoção por estrangeiro e, a juízo da autoridade judiciária, sempre que houver perigo de dano irreparável ou de difícil reparação;

VII – Antes de determinar a remessa dos autos à superior instância, no caso de apelação ou do instrumento, no caso de agravo, a autoridade judiciária proferirá despacho fundamentado, mantendo ou reformando a decisão, no prazo de cinco dias;

VIII – Mantida a decisão apelada ou agravada, o escrivão remeterá os autos ou o instrumento à superior instância dentro de 24 horas, independentemente de novo pedido do recorrente; se a reformar, a remessa dos autos dependerá de pedido expresso da parte interessada ou do Ministério Público, no prazo de cinco dias, contados da intimação.

Artigo 199 – Contra as decisões proferidas com base no artigo 149 caberá recurso de apelação.

Capítulo V – Do Ministério Público

Artigo 200 – As funções do Ministério Público previstas nesta lei serão exercidas nos termos da respectiva lei orgânica.

Artigo 201 – Compete ao Ministério Público:

I – Conceder a remissão como forma de exclusão do processo;

II – Promover e acompanhar os procedimentos relativos às infrações atribuídas a adolescentes;

III – Promover e acompanhar as ações de alimentos e os procedimentos de suspensão e destituição do pátrio poder, nomeação e remoção de tutores, curadores e guardiães, bem como oficiar em todos os demais procedimentos da competência da Justiça da Infância e da Juventude;

IV – Promover, de ofício ou por solicitação dos interessados, a especialização e a inscrição de hipoteca legal e a prestação de contas dos tutores, curadores e quaisquer administradores de bens de crianças e adolescentes nas hipóteses do artigo 98;

V – Promover o inquérito civil e a ação civil pública para a proteção dos interesses individuais, difusos ou coletivos relativos à infância e à adolescência, inclusive os definidos no artigo 220, parágrafo 3º, inciso II, da Constituição Federal;

VI – Instaurar procedimentos administrativos e, para instruí-los:

a) Expedir notificações para colher depoimentos ou esclarecimentos e, em caso de não comparecimento injustificado, requisitar condução coercitiva, inclusive pela polícia civil ou militar;

b) Requisitar informações, exames, perícias e documentos de autoridades municipais, estaduais e federais, da administração direta ou indireta, bem como promover inspeções e diligências investigatórias;

c) Requisitar informações e documentos a particulares e instituições privadas.

VII – Instaurar sindicâncias, requisitar diligências investigatórias e determinar a instauração de inquérito policial para apuração de ilícitos ou infrações às normas de proteção à infância e à juventude;

VIII – Zelar pelo efetivo respeito aos direitos e garantias legais assegurados às crianças e adolescentes, promovendo as medidas judiciais e extrajudiciais cabíveis;

IX – Impetrar mandado de segurança, de injunção e *habeas corpus*, em qualquer juízo, instância ou tribunal, na defesa dos interesses sociais e individuais indisponíveis afetos à criança e ao adolescente;

X – Representar ao juízo visando à aplicação de penalidade por infrações cometidas contra as normas de proteção à infância e à juventude, sem prejuízo da promoção da responsabilidade civil e penal do infrator, quando cabível;

XI – Inspecionar as entidades públicas e particulares de atendimento e os programas de que trata esta lei, adotando de pronto as medidas administrativas ou judiciais necessárias à remoção de irregularidades porventura verificadas;

XII – Requisitar força policial, bem como a colaboração dos serviços médicos, hospitalares, educacionais e de assistência social, públicos ou privados, para o desempenho de suas atribuições.

Parágrafo 1º. A legitimação do Ministério Público para as ações cíveis previstas neste artigo não impede a de terceiros, nas mesmas hipóteses, segundo dispuserem a Constituição e esta lei.

Parágrafo 2º. As atribuições constantes deste artigo não excluem outras, desde que compatíveis com a finalidade do Ministério Público.

Parágrafo 3º. O representante do Ministério Público, no exercício de suas funções, terá livre acesso a todo local onde se encontre criança ou adolescente.

Parágrafo 4º. O representante do Ministério Público será responsável pelo uso indevido das informações e documentos que requisitar, nas hipóteses legais de sigilo.

Parágrafo 5º. Para o exercício da atribuição de que trata o inciso VIII deste artigo, poderá o representante do Ministério Público:

I – Reduzir a termo as declarações do reclamante, instaurando o competente procedimento, sob sua presidência;

II – Entender-se diretamente com a pessoa ou autoridade reclamada, em dia, local e horário previamente notificados ou acertados;

III – Efetuar recomendações visando à melhoria dos serviços públicos e de relevância pública afetos à criança e ao adolescente, fixando prazo razoável para sua perfeita adequação.

Artigo 202 – Nos processos e procedimentos em que não for parte, atuará obrigatoriamente o Ministério Público na defesa dos direitos e interesses de que cuida esta lei, hipótese em que terá vista dos autos depois das partes, podendo juntar documentos e requerer diligências, usando os recursos cabíveis.

Artigo 203 – A intimação do Ministério Público, em qualquer caso, será feita pessoalmente.

Artigo 204 – A falta de intervenção do Ministério Público acarreta a nulidade do feito, que será declarada de ofício pelo juiz ou a requerimento de qualquer interessado.

Artigo 205 – As manifestações processuais do representante do Ministério Público deverão ser fundamentadas.

Capítulo VI – Do advogado

Artigo 206 – A criança ou o adolescente, seus pais ou responsável, e qualquer pessoa que tenha legítimo interesse na solução da lide poderão intervir nos procedimentos de que trata esta lei, através de advogado, o qual será intimado para todos os atos, pessoalmente ou por publicação oficial, respeitado o segredo de justiça.

Parágrafo único. Será prestada assistência judiciária integral e gratuita àqueles que dela necessitarem.

Artigo 207 – Nenhum adolescente a quem se atribua a prática de ato infracional, ainda que ausente ou foragido, será processado sem defensor.

Parágrafo 1º. Se o adolescente não tiver defensor, ser-lhe-á nomeado pelo juiz, ressalvado o direito de, a todo tempo, constituir outro de sua preferência.

Parágrafo 2º. A ausência do defensor não determinará o adiamento de nenhum ato do processo, devendo o juiz nomear substituto, ainda que provisoriamente, ou para o só efeito do ato.

Parágrafo 3º. Será dispensada a outorga de mandato, quando se tratar de defensor nomeado ou, sido constituído, tiver sido indicado por ocasião de ato formal com a presença da autoridade judiciária.

Capítulo VII – Da proteção judicial dos interesses individuais, difusos e coletivos

Artigo 208 – Regem-se pelas disposições desta lei as ações de responsabilidade por ofensa aos direitos assegurados à criança e ao adolescente, referentes ao não oferecimento ou oferta irregular:

I – Do ensino obrigatório;

II – De atendimento educacional especializado aos portadores de deficiência;

III – De atendimento em creche e pré-escola às crianças de 0 a 6 anos de idade;

IV – De ensino noturno regular, adequado às condições do educando;

V – De programas suplementares de oferta de material didático-escolar, transporte e assistência à saúde do educando do ensino fundamental;

VI – De serviço de assistência social visando à proteção à família, à maternidade, à infância e à adolescência, bem como ao amparo às crianças e adolescentes que dele necessitem;

VII – De acesso às ações e serviços de saúde;

VIII – De escolarização e profissionalização dos adolescentes privados de liberdade.

Parágrafo 1o. As hipóteses previstas neste artigo não excluem da proteção judicial outros interesses individuais, difusos ou coletivos, próprios da infância e da adolescência, protegidos pela Constituição e pela lei.

Parágrafo 2o. A investigação do desaparecimento de crianças ou adolescentes será realizada imediatamente após notificação aos órgãos competentes, que deverão comunicar o fato aos portos, aeroportos, Polícia Rodoviária e companhias de transporte interestaduais e internacionais, fornecendo-lhes todos os dados necessários à identificação do desaparecido.

Artigo 209 – As ações previstas neste capítulo serão propostas no foro do local onde ocorreu ou deva ocorrer a ação ou omissão, cujo juízo terá competência absoluta para processar a causa, ressalvadas a competência da Justiça Federal e a competência originária dos tribunais superiores.

Artigo 210 – Para as ações cíveis fundadas em interesses coletivos ou difusos, consideram-se legitimados concorrentemente:

I – O Ministério Público;

II – A União, os estados, os municípios, o Distrito Federal e os territórios;

III – As associações legalmente constituídas há pelo menos um ano e que incluam entre seus fins institucionais a defesa dos interesses e direitos protegidos por esta lei, dispensada a autorização da assembleia, se houver prévia autorização estatutária.

Parágrafo 1º. Admitir-se-á litisconsórcio facultativo entre os Ministérios Públicos da União e dos estados na defesa dos interesses e direitos de que cuida esta lei.

Parágrafo 2º. Em caso de desistência ou abandono da ação por associação legitimada, o Ministério Público ou outro legitimado poderá assumir a titularidade ativa.

Artigo 211 – Os órgãos públicos legitimados poderão tomar dos interessados compromisso de ajustamento de sua conduta às exigências legais, o qual terá eficácia de título executivo extrajudicial.

Artigo 212 – Para defesa dos direitos e interesses protegidos por esta lei, são admissíveis todas as espécies de ações pertinentes.

Parágrafo 1º. Aplicam-se às ações previstas neste capítulo as normas do Código de Processo Civil.

Parágrafo 2º. Contra atos ilegais ou abusivos de autoridade pública ou agente de pessoa jurídica no exercício de atribuições do poder público, que lesem direito líquido e certo previsto nesta lei, caberá ação mandamental, que se regerá pelas normas da lei do mandado de segurança.

Artigo 213 – Na ação que tenha por objeto o cumprimento de obrigação de fazer ou não fazer, o juiz concederá a tutela específica da obrigação ou determinará providências que assegurem o resultado prático equivalente ao do adimplemento.

Parágrafo 1º. Sendo relevante o fundamento da demanda e havendo justificado receio de ineficácia do provimento final, é lícito ao juiz conceder a tutela liminarmente ou após justificação prévia, citando o réu.

Parágrafo 2º. O juiz poderá, na hipótese do parágrafo anterior ou na sentença, impor multa diária ao réu, independentemente de pedido do autor, se for suficiente ou compatível com a obrigação, fixando prazo razoável para o cumprimento do preceito.

Parágrafo 3º. A multa só será exigível do réu após o trânsito em julgado da sentença favorável ao autor, mas será devida desde o dia em que se houver configurado o descumprimento.

Artigo 214 – Os valores das multas reverterão ao fundo gerido pelo Conselho dos Direitos da Criança e do Adolescente do respectivo município.

Parágrafo 1º. As multas não recolhidas até 30 dias após o trânsito em julgado da decisão serão exigidas através de execução promovida pelo Ministério Público, nos mesmos autos, facultada igual iniciativa aos demais legitimados.

Parágrafo 2º. Enquanto o fundo não for regulamentado, o dinheiro ficará depositado em estabelecimento oficial de crédito, em conta com correção monetária.

Artigo 215 – O juiz poderá conferir efeito suspensivo aos recursos para evitar dano irreparável à parte.

Artigo 216 – Transitada em julgado a sentença que impuser condenação ao poder público, o juiz determinará a remessa de peças à autoridade competente, para apuração da responsabilidade civil e administrativa do agente a que se atribua a ação ou omissão.

Artigo 217 – Decorridos 60 dias do trânsito em julgado da sentença condenatória sem que a associação autora lhe promova a execução, deverá fazê-lo o Ministério Público, facultada igual iniciativa aos demais legitimados.

Artigo 218 – O juiz condenará a associação autora a pagar ao réu os honorários advocatícios arbitrados na conformidade do parágrafo 4º do artigo 20 da lei 5.869, de 11 de janeiro de 1973 (Código de Processo Civil), quando reconhecer que a pretensão é manifestamente infundada.

Parágrafo único. Em caso de litigância de má-fé, a associação autora e os diretores responsáveis pela propositura da ação serão solidariamente condenados ao décuplo das custas, sem prejuízo de responsabilidade por perdas e danos.

Artigo 219 – Nas ações de que trata este capítulo, não haverá adiantamento de custas, emolumentos, honorários periciais e quaisquer outras despesas.

Artigo 220 – Qualquer pessoa poderá e o servidor público deverá provocar a iniciativa do Ministério Público, prestando-lhe informações sobre fatos que constituam objeto de ação civil, e indicando-lhe os elementos de convicção.

Artigo 221 – Se no exercício de suas funções os juízos e os tribunais tiverem conhecimento de fatos que possam ensejar a propositura de ação civil, remeterão peças ao Ministério Público para as providências cabíveis.

Artigo 222 – Para instruir a petição inicial, o interessado poderá requerer às autoridades competentes as certidões e informações que julgar necessárias, que serão fornecidas no prazo de 15 dias.

Artigo 223 – O Ministério Público poderá instaurar, sob sua presidência, inquérito civil, ou requisitar, de qualquer pessoa, organismo público ou particular, certidões, informações, exames ou perícias, no prazo que assinalar, o qual não poderá ser inferior a dez dias úteis.

Parágrafo 1º. Se o órgão do Ministério Público, esgotadas todas as diligências, se convencer da inexistência de fundamento para a propositura da ação cível, promoverá o arquivamento dos autos do inquérito civil ou das peças informativas, fazendo-o fundamentadamente.

Parágrafo 2º. Os autos do inquérito civil ou as peças de informação arquivados serão remetidos, sob pena de se incorrer em falta grave, no prazo de três dias ao Conselho Superior do Ministério Público.

Parágrafo 3º. Até que seja homologada ou rejeitada a promoção de arquivamento, em sessão do Conselho Superior do Ministério público, poderão as associações legitimadas apresentar razões escritas ou documentos, que serão juntados aos autos do inquérito ou anexados às peças de informação.

Parágrafo 4º. A promoção de arquivamento será submetida a exame e deliberação do Conselho Superior do Ministério Público, conforme dispuser o seu regimento.

Parágrafo 5º. Deixando o Conselho Superior de homologar a promoção de arquivamento, designará, desde logo, outro órgão do Ministério Público para o ajuizamento da ação.

Artigo 224 – Aplicam-se subsidiariamente, no que couber, as disposições da lei 7.347, de 24 de julho de 1985.

TÍTULO VII – DOS CRIMES E DAS INFRAÇÕES ADMINISTRATIVAS

Capítulo I – Dos crimes

Seção I - Disposições gerais

Artigo 225 – Este capítulo dispõe sobre crimes praticados contra a criança e o adolescente, por ação ou omissão, sem prejuízo do disposto na legislação penal.

Artigo 226 – Aplicam-se aos crimes definidos nesta lei as normas da parte geral do Código Penal e, quanto ao processo, as pertinentes ao Código de Processo Penal.

Artigo 227 – Os crimes definidos nesta lei são de ação pública incondicionada.

Seção II – Dos crimes em espécie

Artigo 228 – Deixar o encarregado de serviço ou o dirigente de estabelecimento de atenção à saúde de gestante de manter registro das atividades desenvolvidas, na forma e prazo referidos no artigo 10 desta lei, bem como de fornecer à parturiente ou a seu responsável, por ocasião da alta médica, declaração de nascimento, onde constem as intercorrências do parto e do desenvolvimento do neonato: pena – detenção de seis meses a dois anos.

Parágrafo único. Se o crime é culposo: pena – detenção de dois a seis meses ou multa.

Artigo 229 – Deixar o médico, enfermeiro ou dirigente de estabelecimento de atenção à saúde de gestante de identificar corretamente o neonato e a parturiente, por ocasião do parto, bem como deixar de proceder aos exames referidos no artigo 10 desta lei: pena – detenção de seis meses a dois anos.

Parágrafo único. Se o crime é culposo: pena – detenção de dois a seis meses ou multa.

Artigo 230 – Privar a criança ou o adolescente de sua liberdade, procedendo a sua apreensão sem estar em flagrante de ato infracional ou inexistindo ordem escrita da autoridade judiciária competente: pena – detenção de seis meses a dois anos.

Parágrafo único. Incide na mesma pena aquele que procede à apreensão sem observância das formalidades legais.

Artigo 231 – Deixar a autoridade policial responsável pela apreensão de criança ou adolescente de fazer imediata comunicação à autoridade judiciária competente e à família do apreendido ou à pessoa por ele indicada: pena – detenção de seis meses a dois anos.

Artigo 232 – Submeter criança ou adolescente sob sua autoridade, guarda ou vigilância a vexame ou a constrangimento: pena – detenção de seis meses a dois anos.

Artigo 233 – Revogado pela lei 9.455, de 7 de abril de 1997.

Artigo 234 – Deixar a autoridade competente, sem justa causa, de ordenar a imediata liberação de criança ou adolescente, tão logo tenha conhecimento da ilegalidade da apreensão: pena – detenção de seis meses a dois anos.

Artigo 235 – Descumprir, injustificadamente, prazo fixado nesta lei em benefício de adolescente privado de liberdade: pena – detenção de seis meses a dois anos.

Artigo 236 – Impedir ou embaraçar a ação de autoridade judiciária, membro do Conselho Tutelar ou representante do Ministério Público no exercício de função prevista nesta lei: pena – detenção de seis meses a dois anos.

Artigo 237 – Subtrair criança ou adolescente ao poder de quem o tem sob sua guarda em virtude de lei ou ordem judicial, com o fim de colocação em lar substituto: pena – reclusão de dois a seis anos e multa.

Artigo 238 – Prometer ou efetivar a entrega de filho ou pupilo a terceiro, mediante paga ou recompensa: pena – reclusão de um a quatro anos e multa.

Parágrafo único. Incide nas mesmas penas quem oferece ou efetiva a paga ou recompensa.

Artigo 239 – Promover ou auxiliar a efetivação de ato destinado ao envio de criança ou adolescente para o exterior com inobservância das formalidades legais ou com o fito de obter lucro: pena – reclusão de quatro a seis anos e multa.

Parágrafo único. Se há emprego de violência, grave ameaça ou fraude: pena – reclusão, de seis a oito anos, além da pena correspondente à violência.

Artigo 240 – Produzir ou dirigir representação teatral, televisiva, cinematográfica, atividade fotográfica ou de qualquer outro meio visual, utilizando-se de criança ou adolescente em cena pornográfica, de sexo explícito ou vexatória: pena – reclusão de dois a seis anos e multa.

Parágrafo 1º. Incorre na mesma pena quem, nas condições referidas neste artigo, contracena com criança ou adolescente.

Parágrafo 2º. A pena é de reclusão de três a oito anos:

I – Se o agente comete o crime no exercício de cargo ou função;

II – Se o agente comete o crime com o fim de obter para si ou para outrem vantagem patrimonial.

Artigo 241 – Apresentar, produzir, vender, fornecer, divulgar ou publicar, por qualquer meio de comunicação, inclusive rede mundial de computadores ou internet, fotografias ou imagens com pornografia ou cenas de sexo explícito envolvendo criança ou adolescente: pena – reclusão de dois a seis anos e multa.

Parágrafo 1º. Incorre na mesma pena quem:

I – Agencia, autoriza, facilita ou, de qualquer modo, intermedeia a participação de criança ou adolescente em produção referida neste artigo;

II – Assegura os meios ou serviços para o armazenamento das fotografias, cenas ou imagens produzidas na forma do *caput* deste artigo;

III – Assegura, por qualquer meio, o acesso, na rede mundial de computadores ou internet, das fotografias, cenas ou imagens produzidas na forma do *caput* deste artigo.

Parágrafo 2º. A pena é de reclusão de três a oito anos:

I – Se o agente comete o crime prevalecendo-se do exercício de cargo ou função;

II – Se o agente comete o crime com o fim de obter para si ou para outrem vantagem patrimonial.

Artigo 242 – Vender, fornecer ainda que gratuitamente ou entregar, de qualquer forma, a criança ou adolescente arma, munição ou explosivo: pena – reclusão de três a seis anos.

Artigo 243 – Vender, fornecer ainda que gratuitamente, ministrar ou entregar, de qualquer forma, a criança ou adolescente, sem justa causa, produtos cujos componentes possam causar dependência física ou psíquica, ainda que por utilização indevida: pena – detenção de dois a quatro anos e multa, se o fato não constitui crime mais grave.

Artigo 244 – Vender, fornecer ainda que gratuitamente ou entregar, de qualquer forma, a criança ou adolescente fogos de estampido ou de artifício, exceto aqueles que, pelo seu reduzido potencial, sejam incapazes de provocar qualquer dano físico em caso de utilização indevida: pena – detenção de seis meses a dois anos e multa.

Artigo 244-A – Submeter criança ou adolescente, como tais definidos no *caput* do artigo 2º desta lei, à prostituição ou à exploração sexual: pena – reclusão de quatro a dez anos e multa.

Parágrafo 1º. Incorrem nas mesmas penas o proprietário, o gerente ou o responsável pelo local em que se verifique a submissão de criança ou adolescente às práticas referidas no caput deste artigo.

Parágrafo 2º. Constitui efeito obrigatório da condenação a cassação da licença de localização e de funcionamento do estabelecimento.

Capítulo II – Das infrações administrativas

Artigo 245 – Deixar o médico, professor ou responsável por estabelecimento de atenção à saúde e de ensino fundamental, pré-escola ou creche, de comunicar à autoridade competente os casos de que tenha conhecimento, envolvendo suspeita ou confirmação de maus-tratos contra criança ou adolescente: pena – multa de três a 20 salários de referência, aplicando-se o dobro em caso de reincidência.

Artigo 246 – Impedir o responsável ou funcionário de entidade de atendimento o exercício dos direitos constantes nos incisos II, III, VII, VIII e XI do artigo 124 desta lei: pena – multa de três a 20 salários de referência, aplicando-se o dobro em caso de reincidência.

Artigo 247 – Divulgar, total ou parcialmente, sem autorização devida, por qualquer meio de comunicação, nome, ato ou documento de procedimento policial, administrativo ou judicial relativo a criança ou adolescente a que se atribua ato infracional: pena – multa de três a 20 salários de referência, aplicando-se o dobro em caso de reincidência.

Parágrafo 1º. Incorre na mesma pena quem exibe, total ou parcialmente, fotografia de criança ou adolescente envolvido em ato infracional ou qualquer ilustração que lhe diga respeito ou se refira a atos que lhe sejam atribuídos, de forma a permitir sua identificação, direta ou indiretamente.

Parágrafo 2º. Se o fato for praticado por órgão de imprensa ou emissora de rádio ou televisão, além da pena prevista neste artigo, a autoridade judiciária poderá determinar a apreensão da publicação.

Artigo 248 – Deixar de apresentar à autoridade judiciária de seu domicílio, no prazo de cinco dias, com o fim de regularizar a guarda, adolescente trazido de outra comarca para a prestação de serviço doméstico, mesmo que autorizado pelos pais ou responsável: pena – multa de três a 20 salários de referência, aplicando-se o dobro em caso de reincidência, independentemente das despesas de retorno do adolescente, se for o caso.

Artigo 249 – Descumprir, dolosa ou culposamente, os deveres inerentes ao pátrio poder ou decorrente de tutela ou guarda, bem assim determinação da autoridade judiciária ou Conselho Tutelar: pena – multa de três a 20 salários de referência, aplicando-se o dobro em caso de reincidência.

Artigo 250 – Hospedar criança ou adolescente, desacompanhado dos pais ou responsável ou sem autorização escrita destes ou da autoridade judiciária em hotel, pensão, motel ou congênere: pena – multa de dez a 50 salários de referência; em caso de reincidência, a autoridade judiciária poderá determinar o fechamento do estabelecimento por até 15 dias.

Artigo 251 – Transportar criança ou adolescente, por qualquer meio, com inobservância do disposto nos artigos 83, 84 e 85 desta lei: pena – multa de três a 20 salários de referência, aplicando-se o dobro em caso de reincidência.

Artigo 252 – Deixar o responsável por diversão ou espetáculo público de afixar, em lugar visível e de fácil acesso, à entrada do local de exibição, informação destacada sobre a natureza da diversão ou espetáculo e a faixa etária especificada no certificado de classificação: pena – multa de três a 20 salários de referência, aplicando-se o dobro em caso de reincidência.

Artigo 253 – Anunciar peças teatrais, filmes ou quaisquer representações ou espetáculos, sem indicar os limites de idade a que não se recomendem: pena – multa de três a 20 salários de referência, duplicada em caso de reincidência, aplicável, separadamente, à casa de espetáculo e aos órgãos de divulgação ou publicidade.

Artigo 254 – Transmitir, através de rádio ou televisão, espetáculo em horário diverso do autorizado ou sem aviso de sua classificação: pena – multa de 20 a 100 salários de referência; duplicada em caso de reincidência, a autoridade judiciária poderá determinar a suspensão da programação da emissora por até dois dias.

Artigo 255 – Exibir filme, trailer, peça, amostra ou congênere classificado pelo órgão competente como inadequado às crianças ou adolescentes admitidos ao espetáculo: pena – multa de 20 a 100 salários de referência; na reincidência, a autoridade poderá determinar a suspensão do espetáculo ou o fechamento do estabelecimento por até 15 dias.

Artigo 256 – Vender ou locar a criança ou adolescente fita de programação em vídeo, em desacordo com a classificação atribuída pelo órgão competente: pena – multa de três a 20 salários de referência; em caso de reincidência, a autoridade judiciária poderá determinar o fechamento do estabelecimento por até 15 dias.

Artigo 257 – Descumprir obrigação constante dos artigos 78 e 79 desta lei: pena – multa de três a 20 salários de referência, duplicando-se a pena em caso de reincidência, sem prejuízo de apreensão da revista ou publicação.

Artigo 258 – Deixar o responsável pelo estabelecimento ou o empresário de observar o que dispõe esta lei sobre o acesso de criança ou adolescente aos locais de diversão ou sobre sua participação no espetáculo: pena – multa de três a 20 salários de referência; em caso de reincidência, a autoridade judiciária poderá determinar o fechamento do estabelecimento por até 15 dias.

DISPOSIÇÕES FINAIS E TRANSITÓRIAS

Artigo 259 – A União, no prazo de 90 dias contados da publicação deste estatuto, elaborará projeto de lei dispondo sobre a criação ou adaptação de seus órgãos às diretrizes da política de atendimento fixadas no artigo 88 e ao que estabelece o título V do livro II.

Parágrafo único. Compete aos estados e municípios promoverem a adaptação de seus órgãos e programas às diretrizes e princípios estabelecidos nesta lei.

Artigo 260 – Os contribuintes poderão deduzir do imposto devido, na declaração do imposto sobre a renda, o total das doações feitas aos fundos dos direitos da criança e do adolescente – nacional, estaduais ou municipais – devidamente comprovadas, obedecidos os limites estabelecidos em decreto do presidente da República.

I – Limite de 10% da renda bruta para pessoa física;

II – Limite de 5% da renda bruta para pessoa jurídica.

Parágrafo 1º. Revogado pela lei 9.532, de 10 de dezembro de 1997.

Parágrafo 2º. Os conselhos municipais, estaduais e nacional dos Direitos da Criança e do Adolescente fixarão critérios de utilização, através de planos de aplicação das doações subsidiadas e demais receitas, aplicando necessariamente percentual para incentivo ao acolhimento, sob a forma de guarda, de criança ou adolescente, órfãos ou abandonado, na forma do disposto no artigo 227, parágrafo 3º, inciso VI, da Constituição Federal.

Parágrafo 3º. O Departamento da Receita Federal, do Ministério da Economia, Fazenda e Planejamento, regulamentará a comprovação das doações feitas aos fundos, nos termos deste artigo.

Parágrafo 4º. O Ministério Público determinará em cada comarca a forma de fiscalização da aplicação, pelo Fundo Municipal dos Direitos da Criança e do Adolescente, dos incentivos fiscais referidos neste artigo.

Artigo 261 – A falta dos conselhos municipais dos direitos da criança e do adolescente, os registros, inscrições e alterações a que se referem os artigos 90, parágrafo único, e 91 desta lei serão efetuados perante a autoridade judiciária da comarca a que pertencer a entidade.

Parágrafo único. A União fica autorizada a repassar aos estados e municípios, e os estados aos municípios, os recursos referentes aos programas e atividades previstos nesta lei, tão logo estejam criados os conselhos dos direitos da criança e do adolescente nos seus respectivos níveis.

Artigo 262 – Enquanto não instalados os conselhos tutelares, as atribuições a eles conferidas serão exercidas pela autoridade judiciária.

Artigo 263 – O decreto-lei 2.848, de 7 de dezembro de 1940 (Código Penal), passa a vigorar com as seguintes alterações:

I – Artigo 121 (...).

Parágrafo 4º. No homicídio culposo, a pena é aumentada de um terço, se o crime resulta de inobservância de regra técnica de profissão, arte ou ofício, ou se o agente deixa de prestar imediato socorro à vítima, não procura diminuir as consequências do seu ato, ou foge para evitar prisão em flagrante. Sendo doloso o homicídio, a pena é aumentada de um terço, se o crime é praticado contra pessoa menor de 14 anos.

II – Artigo 129 (...).

Parágrafo 7º. Aumenta-se a pena de um terço, se ocorrer qualquer das hipóteses do artigo 121, parágrafo 4º.

Parágrafo 8º. Aplica-se à lesão culposa o disposto no parágrafo 5º do artigo 121.

III – Artigo 136 (...).

Parágrafo 3º. Aumenta-se a pena de um terço, se o crime é praticado contra pessoa menor de 14 anos.

IV – Artigo 213 (...).

Parágrafo único. Se a ofendida é menor de 14 anos: pena – reclusão de quatro a dez anos.

V – Artigo 214 (...).

Parágrafo único. Se o ofendido é menor de 14 anos: pena – reclusão de três a nove anos.

Artigo 264 – O artigo 102 da lei 6.015, de 31 de dezembro de 1973, fica acrescido do seguinte item:

Artigo 102 (...). Parágrafo 6º. aA perda e a suspensão do pátrio poder.

Artigo 265 – A Imprensa Nacional e demais gráficas da União, da administração direta ou indireta, inclusive fundações instituídas e mantidas pelo poder público federal promoverão edição popular do texto integral deste estatuto, que será posto à disposição das escolas e das entidades de atendimento e de defesa dos direitos da criança e do adolescente.

Artigo 266 – Esta lei entra em vigor 90 dias após sua publicação.

Parágrafo único. Durante o período de vacância deverão ser promovidas atividades e campanhas de divulgação e esclarecimentos acerca do disposto nesta lei.

Artigo 267 – Revogam-se as leis 4.513, de 1964, e 6.697, de 10 de outubro de 1979 (Código de Menores), e as demais disposições em contrário.

ESTATUTO DO IDOSO

LEI 10.741, DE 1º DE OUTUBRO DE 2003

TÍTULO I – DISPOSIÇÕES PRELIMINARES

Artigo 1º – É instituído o Estatuto do Idoso, destinado a regular os direitos assegurados às pessoas com idade igual ou superior a 60 anos.

Artigo 2º – O idoso goza de todos os direitos fundamentais inerentes à pessoa humana, sem prejuízo da proteção integral de que trata esta lei, assegurando-se-lhe, por lei ou por outros meios, todas as oportunidades e facilidades para preservação de sua saúde física e mental e seu aperfeiçoamento moral, intelectual, espiritual e social, em condições de liberdade e dignidade.

Artigo 3º – É obrigação da família, da comunidade, da sociedade e do poder público assegurar ao idoso, com absoluta prioridade, a efetivação do direito à vida, à saúde, à alimentação, à educação, à cultura, ao esporte, ao lazer, ao trabalho, à cidadania, à liberdade, à dignidade, ao respeito e à convivência familiar e comunitária.

Parágrafo único. A garantia de prioridade compreende:

I – Atendimento preferencial imediato e individualizado junto aos órgãos públicos e privados prestadores de serviços à população;

II – Preferência na formulação e na execução de políticas sociais públicas específicas;

III – Destinação privilegiada de recursos públicos nas áreas relacionadas com a proteção ao idoso;

IV – Viabilização de formas alternativas de participação, ocupação e convívio do idoso com as demais gerações;

V – Priorização do atendimento do idoso por sua própria família, em detrimento do atendimento asilar, exceto dos que não a possuam ou careçam de condições de manutenção da própria sobrevivência;

VI – Capacitação e reciclagem dos recursos humanos nas áreas de Geriatria e Gerontologia e na prestação de serviços aos idosos;

VII – Estabelecimento de mecanismos que favoreçam a divulgação de informações de caráter educativo sobre os aspectos biopsicossociais de envelhecimento;

VIII – Garantia de acesso à rede de serviços de saúde e de assistência social locais;

IX – Prioridade no recebimento da restituição do imposto de renda (incluído pela lei 11.765, de 2008).

Artigo 4º – Nenhum idoso será objeto de qualquer tipo de negligência, discriminação, violência, crueldade ou opressão, e todo atentado aos seus direitos, por ação ou omissão, será punido na forma da lei.

Parágrafo 1º. É dever de todos prevenir a ameaça ou violação aos direitos do idoso.

Parágrafo 2º. As obrigações previstas nesta lei não excluem da prevenção outras decorrentes dos princípios por ela adotados.

Artigo 5º – A inobservância das normas de prevenção importará em responsabilidade à pessoa física ou jurídica nos termos da lei.

Artigo 6º – Todo cidadão tem o dever de comunicar à autoridade competente qualquer forma de violação a esta lei que tenha testemunhado ou de que tenha conhecimento.

Artigo 7º – Os conselhos nacional, estaduais, do Distrito Federal e municipais do Idoso, previstos na lei 8.842, de 4 de janeiro de 1994, zelarão pelo cumprimento dos direitos do idoso, definidos nesta lei.

TÍTULO II – DOS DIREITOS FUNDAMENTAIS

Capítulo I – Do direito à vida

Artigo 8º – O envelhecimento é um direito personalíssimo e a sua proteção um direito social, nos termos desta lei e da legislação vigente.

Artigo 9º – É obrigação do Estado garantir à pessoa idosa a proteção à vida e à saúde, mediante efetivação de políticas sociais públicas que permitam um envelhecimento saudável e em condições de dignidade.

Capítulo II – Do direito à liberdade, ao respeito e à dignidade

Artigo 10 – É obrigação do Estado e da sociedade assegurar à pessoa idosa a liberdade, o respeito e a dignidade, como pessoa humana e sujeito de direitos civis, políticos, individuais e sociais, garantidos na Constituição e nas leis.

Parágrafo 1º. O direito à liberdade compreende, entre outros, os seguintes aspectos:

I – Faculdade de ir, vir e estar nos logradouros públicos e espaços comunitários, ressalvadas as restrições legais;

II – Opinião e expressão;

III – Crença e culto religioso;

IV – Prática de esportes e de diversões;

V – Participação na vida familiar e comunitária;

VI – Participação na vida política, na forma da lei;

VII – Faculdade de buscar refúgio, auxílio e orientação.

Parágrafo 2º. O direito ao respeito consiste na inviolabilidade da integridade física, psíquica e moral, abrangendo a preservação da imagem, da identidade, da autonomia, de valores, ideias e crenças, dos espaços e dos objetos pessoais.

Parágrafo 3º. É dever de todos zelar pela dignidade do idoso, colocando-o a salvo de qualquer tratamento desumano, violento, aterrorizante, vexatório ou constrangedor.

Capítulo III – Dos alimentos

Artigo 11 – Os alimentos serão prestados ao idoso na forma da lei civil.

Artigo 12 – A obrigação alimentar é solidária, podendo o idoso optar entre os prestadores.

Artigo 13 – As transações relativas a alimentos poderão ser celebradas perante o promotor de Justiça ou defensor público, que as referendará, e passarão a ter efeito de título executivo extrajudicial nos termos da lei processual civil.

Artigo 14 – Se o idoso ou seus familiares não possuírem condições econômicas de prover o seu sustento, impõe-se ao poder público esse provimento, no âmbito da assistência social.

Capítulo IV – Do direito à saúde

Artigo 15 – É assegurada a atenção integral à saúde do idoso por intermédio do Sistema Único de Saúde (SUS), garantindo-lhe o acesso universal e igualitário, em conjunto articulado e contínuo das ações e serviços, para a prevenção, promoção, proteção e recuperação da saúde, incluindo a atenção especial às doenças que afetam preferencialmente os idosos.

Parágrafo 1º. A prevenção e a manutenção da saúde do idoso serao efetivadas por meio de·

I – Cadastramento da população idosa em base territorial;

II – Atendimento geriátrico e gerontológico em ambulatórios;

III – Unidades geriátricas de referência, com pessoal especializado nas áreas de Geriatria e Gerontologia social;

IV – Atendimento domiciliar, incluindo a internação, para a população que dele necessitar e esteja impossibilitada de se locomover, inclusive para idosos abrigados e acolhidos por instituições públicas, filantrópicas ou sem fins lucrativos e eventualmente conveniadas com o poder público, nos meios urbano e rural;

V – Reabilitação orientada pela Geriatria e Gerontologia, para redução das sequelas decorrentes do agravo da saúde.

Parágrafo 2º. Incumbe ao poder público fornecer aos idosos, gratuitamente, medicamentos, especialmente os de uso continuado, assim como próteses, órteses e outros recursos relativos ao tratamento, habilitação ou reabilitação.

Parágrafo 3º. É vedada a discriminação do idoso nos planos de saúde pela cobrança de valores diferenciados em razão da idade.

Parágrafo 4º. Os idosos portadores de deficiência ou com limitação incapacitante terão atendimento especializado, nos termos da lei.

Artigo 16 – Ao idoso internado ou em observação é assegurado o direito a acompanhante, devendo o órgão de saúde proporcionar as condições adequadas para a sua permanência em tempo integral, segundo o critério médico.

Parágrafo único. Caberá ao profissional da Saúde responsável pelo tratamento conceder autorização para o acompanhamento do idoso ou, no caso de impossibilidade, justificá-la por escrito.

Artigo 17 – Ao idoso que esteja no domínio de suas faculdades mentais é assegurado o direito de optar pelo tratamento de saúde que lhe for reputado mais favorável.

Parágrafo único. Não estando o idoso em condições de proceder à opção, esta será feita:

I – Pelo curador, quando o idoso for interditado;

II – Pelos familiares, quando o idoso não tiver curador ou este não puder ser contatado em tempo hábil;

III – Pelo médico, quando ocorrer iminente risco de vida e não houver tempo hábil para consulta a curador ou familiar;

IV – Pelo próprio médico, quando não houver curador ou familiar conhecido, caso em que deverá comunicar o fato ao Ministério Público.

Artigo 18 – As instituições de saúde devem atender aos critérios mínimos para o atendimento às necessidades do idoso, promovendo o treinamento e a capacitação dos profissionais, assim como orientação a cuidadores familiares e grupos de autoajuda.

Artigo 19 – Os casos de suspeita ou confirmação de maus-tratos contra idoso serão obrigatoriamente comunicados pelos profissionais da Saúde a quaisquer dos seguintes órgãos:

I – Autoridade policial;

II – Ministério Público;

III – Conselho Municipal do Idoso;

IV – Conselho Estadual do Idoso;

V – Conselho Nacional do Idoso.

Capítulo V - Da educação, cultura, esporte e lazer

Artigo 20 – O idoso tem direito a educação, cultura, esporte, lazer, diversões, espetáculos, produtos e serviços que respeitem sua peculiar condição de idade.

Artigo 21 – O poder público criará oportunidades de acesso do idoso à educação, adequando currículos, metodologias e material didático aos programas educacionais a ele destinados.

Parágrafo 1º. Os cursos especiais para idosos incluirão conteúdo relativo às técnicas de comunicação, computação e demais avanços tecnológicos, para sua integração à vida moderna.

Parágrafo 2º. Os idosos participarão das comemorações de caráter cívico ou cultural, para transmissão de conhecimentos e vivências às demais gerações, no sentido da preservação da memória e da identidade culturais.

Artigo 22 – Nos currículos mínimos dos diversos níveis de ensino formal serão inseridos conteúdos voltados ao processo de envelhecimento, ao respeito e à valorização do idoso, de forma a eliminar o preconceito e a produzir conhecimentos sobre a matéria.

Artigo 23 – A participação dos idosos em atividades culturais e de lazer será proporcionada mediante descontos de pelo menos 50% nos ingressos para eventos artísticos, culturais, esportivos e de lazer, bem como o acesso preferencial aos respectivos locais.

Artigo 24 – Os meios de comunicação manterão espaços ou horários especiais voltados aos idosos, com finalidade informativa, educativa, artística e cultural, e ao público sobre o processo de envelhecimento.

Artigo 25 – O poder público apoiará a criação de universidade aberta para as pessoas idosas e incentivará a publicação de livros e periódicos, de conteúdo e padrão editorial adequados ao idoso, que facilitem a leitura, considerada a natural redução da capacidade visual.

Capítulo VI – Da profissionalização e do trabalho

Artigo 26 – O idoso tem direito ao exercício de atividade profissional, respeitadas suas condições físicas, intelectuais e psíquicas.

Artigo 27 – Na admissão do idoso em qualquer trabalho ou emprego, são vedadas a discriminação e a fixação de limite máximo de idade, inclusive para concursos, ressalvados os casos em que a natureza do cargo o exigir.

Parágrafo único. O primeiro critério de desempate em concurso público será a idade, dando-se preferência ao de idade mais elevada.

Artigo 28 – O poder público criará e estimulará programas de:

I – Profissionalização especializada para os idosos, aproveitando seus potenciais e habilidades para atividades regulares e remuneradas;

II – Preparação dos trabalhadores para a aposentadoria, com antecedência mínima de um ano, por meio de estímulo a novos projetos sociais, conforme seus interesses, e de esclarecimento sobre os direitos sociais e de cidadania;

III – Estímulo às empresas privadas para admissão de idosos ao trabalho.

Capítulo VII – Da Previdência Social

Artigo 29 – Os benefícios de aposentadoria e pensão do regime geral da Previdência Social observarão, na sua concessão, critérios de cálculo que preservem o valor real dos salários sobre os quais incidiram contribuição, nos termos da legislação vigente.

Parágrafo único. Os valores dos benefícios em manutenção serão reajustados na mesma data de reajuste do salário-mínimo, *pro rata*, de acordo com suas respectivas datas de início ou do seu último reajustamento, com base em percentual definido em regulamento, observados os critérios estabelecidos pela lei 8.213, de 24 de julho de 1991.

Artigo 30 – A perda da condição de segurado não será considerada para a concessão da aposentadoria por idade, desde que a pessoa conte com, no mínimo, o tempo de contribuição correspondente ao exigido para efeito de carência na data de requerimento do benefício.

Parágrafo único. O cálculo do valor do benefício previsto no *caput* observará o disposto no *caput* e no parágrafo 2o do artigo 3o da lei 9.876, de 26 de novembro de 1999, ou, não havendo salários de contribuição recolhidos a partir da competência de julho de 1994, o disposto no artigo 35 da lei 8.213, de 1991.

Artigo 31 – O pagamento de parcelas relativas a benefícios, efetuado com atraso por responsabilidade da Previdência Social, será atualizado pelo mesmo índice utilizado para os reajustamentos dos benefícios do regime geral de Previdência Social, verificado no período compreendido entre o mês que deveria ter sido pago e o mês do efetivo pagamento.

Artigo 32 – O Dia Mundial do Trabalho, 1o de maio, é a data-base dos aposentados e pensionistas.

Capítulo VIII – Da assistência social

Artigo 33 – A assistência social aos idosos será prestada, de forma articulada, conforme os princípios e as diretrizes previstos na Lei Orgânica da Assistência Social, na Política Nacional do Idoso, no Sistema Único de Saúde e nas demais normas pertinentes.

Artigo 34 – Aos idosos, a partir de 65 anos, que não possuam meios para prover sua subsistência, nem de tê-la provida por sua família, é assegurado o benefício mensal de um salário-mínimo, nos termos da Lei Orgânica da Assistência Social (Loas).

Parágrafo único. O benefício já concedido a qualquer membro da família nos termos do *caput* não será computado para os fins do cálculo da renda familiar per capita a que se refere a Loas.

Artigo 35 – Todas as entidades de longa permanência ou casa-lar são obrigadas a firmar contrato de prestação de serviços com a pessoa idosa abrigada.

Parágrafo 1º. No caso de entidades filantrópicas ou casa-lar, é facultada a cobrança de participação do idoso no custeio da entidade.

Parágrafo 2º. O Conselho Municipal do Idoso ou o Conselho Municipal da Assistência Social estabelecerá a forma de participação prevista no parágrafo 1º, que não poderá exceder a 70% de qualquer benefício previdenciário ou de assistência social percebido pelo idoso.

Parágrafo 3º. Se a pessoa idosa for incapaz, caberá a seu representante legal firmar o contrato a que se refere o *caput* deste artigo.

Artigo 36 – O acolhimento de idosos em situação de risco social, por adulto ou núcleo familiar, caracteriza a dependência econômica para os efeitos legais.

Capítulo IX – Da habitação

Artigo 37 – O idoso tem direito à moradia digna, no seio da família natural ou substituta, ou desacompanhado de seus familiares quando assim o desejar ou, ainda, em instituição pública ou privada.

Parágrafo 1º. A assistência integral na modalidade de entidade de longa permanência será prestada quando verificada inexistência de grupo familiar, casa-lar, abandono ou carência de recursos financeiros próprios ou da família.

Parágrafo 2º. Toda instituição dedicada ao atendimento ao idoso fica obrigada a manter identificação externa visível, sob pena de interdição, além de atender toda a legislação pertinente.

Parágrafo 3º. As instituições que abrigarem idosos são obrigadas a manter padrões de habitação compatíveis com as necessidades deles, bem como provê-los com alimentação regular e higiene indispensáveis às normas sanitárias e com estas condizentes, sob as penas da lei.

Artigo 38 – Nos programas habitacionais, públicos ou subsidiados com recursos públicos, o idoso goza de prioridade na aquisição de imóvel para moradia própria, observado o seguinte:

I – Reserva de 3% das unidades residenciais para atendimento aos idosos;

II – Implantação de equipamentos urbanos comunitários voltados ao idoso;

III – Eliminação de barreiras arquitetônicas e urbanísticas, para garantia de acessibilidade ao idoso;

IV – Critérios de financiamento compatíveis com os rendimentos de aposentadoria e pensão.

Capítulo X – Do transporte

Artigo 39 – Aos maiores de 65 anos fica assegurada a gratuidade dos transportes coletivos públicos urbanos e semiurbanos, exceto nos serviços seletivos e especiais, quando prestados paralelamente aos serviços regulares.

Parágrafo 1º. Para ter acesso à gratuidade, basta que o idoso apresente qualquer documento pessoal que faça prova de sua idade.

Parágrafo 2º. Nos veículos de transporte coletivo de que trata este artigo, serão reservados 10% dos assentos para os idosos, devidamente identificados com a placa de reservado preferencialmente para idosos.

Parágrafo 3º. No caso das pessoas compreendidas na faixa etária entre 60 e 65 anos, ficará a critério da legislação local dispor sobre as condições para exercício da gratuidade nos meios de transporte previstos no *caput* deste artigo.

Artigo 40 – No sistema de transporte coletivo interestadual observar-se-á, nos termos da legislação específica:

I – A reserva de duas vagas gratuitas por veículo para idosos com renda igual ou inferior a dois salários-mínimos;

II – Desconto de 50%, no mínimo, no valor das passagens para os idosos que excederem as vagas gratuitas, com renda igual ou inferior a dois salários-mínimos.

Parágrafo único. Caberá aos órgãos competentes definir os mecanismos e os critérios para o exercício dos direitos previstos nos incisos I e II.

Artigo 41 – É assegurada a reserva, para os idosos, nos termos da lei local, de 5% das vagas nos estacionamentos públicos e privados, as quais deverão ser posicionadas de forma a garantir a melhor comodidade ao idoso.

Artigo 42 – É assegurada a prioridade do idoso no embarque no sistema de transporte coletivo.

TÍTULO III – DAS MEDIDAS DE PROTEÇÃO

Capítulo I – Das disposições gerais

Artigo 43 – As medidas de proteção ao idoso são aplicáveis sempre que os direitos reconhecidos nesta lei forem ameaçados ou violados:

I – Por ação ou omissão da sociedade ou do Estado;

II – Por falta, omissão ou abuso da família, curador ou entidade de atendimento;

III – Em razão de sua condição pessoal.

Capítulo II – Das medidas específicas de proteção

Artigo 44 – As medidas de proteção ao idoso previstas nesta lei poderão ser aplicadas, isolada ou cumulativamente, e levarão em conta os fins sociais a que se destinam e o fortalecimento dos vínculos familiares e comunitários.

Artigo 45 – Verificada qualquer das hipóteses previstas no artigo 43, o Ministério Público ou o Poder Judiciário, a requerimento daquele, poderá determinar, dentre outras, as seguintes medidas:

I – Encaminhamento à família ou curador, mediante termo de responsabilidade;

II – Orientação, apoio e acompanhamento temporários;

III – Requisição para tratamento de sua saúde, em regime ambulatorial, hospitalar ou domiciliar;

IV – Inclusão em programa oficial ou comunitário de auxílio, orientação e tratamento a usuários dependentes de drogas lícitas ou ilícitas, ao próprio idoso ou à pessoa de sua convivência que lhe cause perturbação;

V – Abrigo em entidade;

VI – Abrigo temporário.

TÍTULO IV – DA POLÍTICA DE ATENDIMENTO AO IDOSO

Capítulo I – Disposições gerais

Artigo 46 – A política de atendimento ao idoso far-se-á por meio do conjunto articulado de ações governamentais e não governamentais da União, dos estados, do Distrito Federal e dos municípios.

Artigo 47 – São linhas de ação da política de atendimento:

I – Políticas sociais básicas, previstas na lei 8.842, de 4 de janeiro de 1994;

II – Políticas e programas de assistência social, em caráter supletivo, para aqueles que necessitarem;

III – Serviços especiais de prevenção e atendimento às vítimas de negligência, maus-tratos, exploração, abuso, crueldade e opressão;

IV – Serviço de identificação e localização de parentes ou responsáveis por idosos abandonados em hospitais e instituições de longa permanência;

V – Proteção jurídico-social por entidades de defesa dos direitos dos idosos;

VI – Mobilização da opinião pública no sentido da participação dos diversos segmentos da sociedade no atendimento do idoso.

Capítulo II – Das entidades de atendimento ao idoso

Artigo 48 – As entidades de atendimento são responsáveis pela manutenção das próprias unidades, observadas as normas de planejamento e execução emanadas do órgão competente da Política Nacional do Idoso, conforme a lei 8.842, de 1994.

Parágrafo único. As entidades governamentais e não governamentais de assistência ao idoso ficam sujeitas à inscrição de seus programas, junto ao órgão competente da Vigilância Sanitária e Conselho Municipal da Pessoa Idosa e, em sua falta, junto ao Conselho Estadual ou Nacional da Pessoa Idosa, especificando os regimes de atendimento, observados os seguintes requisitos:

I – Oferecer instalações físicas em condições adequadas de habitabilidade, higiene, salubridade e segurança;

II – Apresentar objetivos estatutários e plano de trabalho compatíveis com os princípios desta lei;

III – Estar regularmente constituída;

IV – Demonstrar a idoneidade de seus dirigentes.

Artigo 49 – As entidades que desenvolvam programas de institucionalização de longa permanência adotarão os seguintes princípios:

I – Preservação dos vínculos familiares;

II – Atendimento personalizado e em pequenos grupos;

III – Manutenção do idoso na mesma instituição, salvo em caso de força maior;

IV – Participação do idoso nas atividades comunitárias, de caráter interno e externo;

V – Observância dos direitos e garantias dos idosos;

VI – Preservação da identidade do idoso e oferecimento de ambiente de respeito e dignidade.

Parágrafo único. O dirigente de instituição prestadora de atendimento ao idoso responderá civil e criminalmente pelos atos que praticar em detrimento do idoso, sem prejuízo das sanções administrativas.

Artigo 50 – Constituem obrigações das entidades de atendimento:

I – Celebrar contrato escrito de prestação de serviço com o idoso, especificando o tipo de atendimento, as obrigações da entidade e as prestações decorrentes do contrato, com os respectivos preços, se for o caso;

II – Observar os direitos e as garantias de que são titulares os idosos;

III – Fornecer vestuário adequado, se for pública, e alimentação suficiente;

IV – Oferecer instalações físicas em condições adequadas de habitabilidade;

V – Oferecer atendimento personalizado;

VI – Diligenciar no sentido da preservação dos vínculos familiares;

VII – Oferecer acomodações apropriadas para recebimento de visitas;

VIII – Proporcionar cuidados à saúde, conforme a necessidade do idoso;

IX – Promover atividades educacionais, esportivas, culturais e de lazer;

X – Propiciar assistência religiosa àqueles que desejarem, de acordo com suas crenças;

XI – Proceder a estudo social e pessoal de cada caso;

XII – Comunicar à autoridade competente de saúde toda ocorrência de idoso portador de doenças infectocontagiosas;

XIII – Providenciar ou solicitar que o Ministério Público requisite os documentos necessários ao exercício da cidadania àqueles que não os tiverem, na forma da lei;

XIV – Fornecer comprovante de depósito dos bens móveis que receberem dos idosos;

XV – Manter arquivo de anotações onde constem data e circunstâncias do atendimento, nome do idoso, responsável, parentes, endereços, cidade, relação de seus pertences, bem como o valor de contribuições e suas alterações, se houver, e demais dados que possibilitem sua identificação e a individualização do atendimento;

XVI – Comunicar ao Ministério Público, para as providências cabíveis, a situação de abandono moral ou material por parte dos familiares;

XVII – Manter no quadro de pessoal profissionais com formação específica.

Artigo 51 – As instituições filantrópicas ou sem fins lucrativos prestadoras de serviço ao idoso terão direito à assistência judiciária gratuita.

Capítulo III – Da fiscalização das entidades de atendimento

Artigo 52 – As entidades governamentais e não-governamentais de atendimento ao idoso serão fiscalizadas pelos Conselhos do Idoso, Ministério Público, Vigilância Sanitária e outros previstos em lei.

Artigo 53 – O artigo 7o da lei 8.842, de 1994, passa a vigorar com a seguinte redação: "Compete aos conselhos de que trata o artigo 6o desta lei a supervisão, o acompanhamento, a fiscalização e a avaliação da política nacional do idoso, no âmbito das respectivas instâncias político-administrativas".

Artigo 54 – Será dada publicidade das prestações de contas dos recursos públicos e privados recebidos pelas entidades de atendimento.

Artigo 55 – As entidades de atendimento que descumprirem as determinações desta lei ficarão sujeitas, sem prejuízo da responsabilidade civil e criminal de seus dirigentes ou prepostos, às seguintes penalidades, observado o devido processo legal:

I – As entidades governamentais:

a) Advertência;

b) Afastamento provisório de seus dirigentes;

c) Afastamento definitivo de seus dirigentes;

d) Fechamento de unidade ou interdição de programa;

II – As entidades não governamentais:

a) Advertência;

b) Multa;

c) Suspensão parcial ou total do repasse de verbas públicas;

d) Interdição de unidade ou suspensão de programa;

e) Proibição de atendimento a idosos a bem do interesse público.

Parágrafo 1º. Havendo danos aos idosos abrigados ou qualquer tipo de fraude em relação ao programa, caberá o afastamento provisório dos dirigentes ou a interdição da unidade e a suspensão do programa.

Parágrafo 2º. A suspensão parcial ou total do repasse de verbas públicas ocorrerá quando verificada a má aplicação ou desvio de finalidade dos recursos.

Parágrafo 3º. Na ocorrência de infração por entidade de atendimento, que coloque em risco os direitos assegurados nesta lei, será o fato comunicado ao Ministério Público para as providências cabíveis, inclusive para promover a suspensão das atividades ou dissolução da entidade, com a proibição de atendimento a idosos a bem do interesse público, sem prejuízo das providências a serem tomadas pela Vigilância Sanitária.

Parágrafo 4º. Na aplicação das penalidades, serão consideradas a natureza e a gravidade da infração cometida, os danos que dela provierem para o idoso, as circunstâncias agravantes ou atenuantes e os antecedentes da entidade.

Capítulo IV – Das infrações administrativas

Artigo 56 – Deixar a entidade de atendimento de cumprir as determinações do artigo 50 desta lei: pena – multa de R$500 a R$3.000, se o fato não for caracterizado como crime, podendo haver a interdição do estabelecimento até que sejam cumpridas as exigências legais.

Parágrafo único. No caso de interdição do estabelecimento de longa permanência, os idosos abrigados serão transferidos para outra instituição, a expensas do estabelecimento interditado, enquanto durar a interdição.

Artigo 57 – Deixar o profissional de saúde ou o responsável por estabelecimento de saúde ou instituição de longa permanência de comunicar à autoridade competente os casos de crimes contra idoso de que tiver conhecimento: pena – multa de R$5000 a R$3.000, aplicada em dobro no caso de reincidência.

Artigo 58 – Deixar de cumprir as determinações desta lei sobre a prioridade no atendimento ao idoso: pena – multa de R$500 a R$1.000 e multa civil a ser estipulada pelo juiz, conforme o dano sofrido pelo idoso.

Capítulo V – Da apuração administrativa de infração às normas de proteção ao idoso

Artigo 59 – Os valores monetários expressos no capítulo IV serão atualizados anualmente, na forma da lei.

Artigo 60 – O procedimento para a imposição de penalidade administrativa por infração às normas de proteção ao idoso terá início com requisição do Ministério Público ou auto de infração elaborado por servidor efetivo e assinado, se possível, por duas testemunhas.

Parágrafo 1º. No procedimento iniciado com o auto de infração, poderão ser usadas fórmulas impressas, especificando-se a natureza e as circunstâncias da infração.

Parágrafo 2º. Sempre que possível, à verificação da infração seguir-se-á a lavratura do auto ou este será lavrado dentro de 24 horas, por motivo justificado.

Artigo 61 – O autuado terá prazo de dez dias para a apresentação da defesa, contado da data da intimação, que será feita:

I – Pelo autuante, no instrumento de autuação, quando for lavrado na presença do infrator;

II – Por via postal, com aviso de recebimento.

Artigo 62 – Havendo risco para a vida ou à saúde do idoso, a autoridade competente aplicará à entidade de atendimento as sanções regulamentares, sem prejuízo da iniciativa e das providências que vierem a ser adotadas pelo Ministério Público ou pelas demais instituições legitimadas para a fiscalização.

Artigo 63 – Nos casos em que não houver risco para a vida ou a saúde da pessoa idosa abrigada, a autoridade competente aplicará à entidade de atendimento as sanções regulamentares, sem prejuízo da iniciativa e das providências que vierem a ser adotadas pelo Ministério Público ou pelas demais instituições legitimadas para a fiscalização.

Capítulo VI – Da apuração judicial de irregularidades em entidade de atendimento

Artigo 64 – Aplicam-se, subsidiariamente, ao procedimento administrativo de que trata este capítulo as disposições das leis 6.437, de 20 de agosto de 1977, e 9.784, de 29 de janeiro de 1999.

Artigo 65 – O procedimento de apuração de irregularidade em entidade governamental e não governamental de atendimento ao idoso terá início mediante petição fundamentada de pessoa interessada ou iniciativa do Ministério Público.

Artigo 66 – Havendo motivo grave, poderá a autoridade judiciária, ouvido o Ministério Público, decretar liminarmente o afastamento provisório do dirigente da entidade ou outras medidas que julgar adequadas, para evitar lesão aos direitos do idoso, mediante decisão fundamentada.

Artigo 67 – O dirigente da entidade será citado para, no prazo de dez dias, oferecer resposta escrita, podendo juntar documentos e indicar as provas a produzir.

Artigo 68 – Apresentada a defesa, o juiz procederá na conformidade do artigo 69 ou, se necessário, designará audiência de instrução e julgamento, deliberando sobre a necessidade de produção de outras provas.

Parágrafo 1º. Salvo manifestação em audiência, as partes e o Ministério Público terão cinco dias para oferecer alegações finais, decidindo a autoridade judiciária em igual prazo.

Parágrafo 2º. Em se tratando de afastamento provisório ou definitivo de dirigente de entidade governamental, a autoridade judiciária oficiará a autoridade administrativa imediatamente superior ao afastado, fixando-lhe prazo de 24 horas para proceder à substituição.

Parágrafo 3º. Antes de aplicar qualquer das medidas, a autoridade judiciária poderá fixar prazo para a remoção das irregularidades verificadas. Satisfeitas as exigências, o processo será extinto, sem julgamento do mérito.

Parágrafo 4º. A multa e a advertência serão impostas ao dirigente da entidade ou ao responsável pelo programa de atendimento.

TÍTULO V – DO ACESSO À JUSTIÇA

Capítulo I – Disposições gerais

Artigo 69 – Aplica-se, subsidiariamente, às disposições deste capítulo, o procedimento sumário previsto no Código de Processo Civil naquilo que não contrarie os prazos previstos nesta lei.

Artigo 70 – O poder público poderá criar varas especializadas e exclusivas do idoso.

Artigo 71 – É assegurada prioridade na tramitação dos processos e procedimentos e na execução dos atos e diligências judiciais em que figure como parte ou interveniente pessoa com idade igual ou superior a 60 anos, em qualquer instância.

Parágrafo 1º. O interessado na obtenção da prioridade a que alude este artigo, fazendo prova de sua idade, requererá o benefício à autoridade judiciária competente para decidir o feito, que determinará as providências a serem cumpridas, anotando-se essa circunstância em local visível nos autos do processo.

Parágrafo 2º. A prioridade não cessará com a morte do beneficiado, estendendo-se em favor do cônjuge supérstite, companheiro ou companheira, com união estável, maior de 60 anos.

Parágrafo 3º. A prioridade se estende aos processos e procedimentos na administração pública, empresas prestadoras de serviços públicos e instituições financeiras, ao atendimento preferencial junto à Defensoria Publica da União, dos estados e do Distrito Federal em relação aos serviços de assistência judiciária.

Parágrafo 4º. Para o atendimento prioritário, será garantido ao idoso o fácil acesso aos assentos e caixas, identificados com a destinação a idosos em local visível e caracteres legíveis.

Capítulo II – Do Ministério Público

Artigo 72 – Vetado.

Artigo 73 – As funções do Ministério Público, previstas nesta lei, serão exercidas nos termos da respectiva lei orgânica.

Artigo 74 – Compete ao Ministério Público:

I – Instaurar o inquérito civil e a ação civil pública para a proteção dos direitos e interesses difusos ou coletivos, individuais indisponíveis e individuais homogêneos do idoso;

II – Promover e acompanhar as ações de alimentos, de interdição total ou parcial, de designação de curador especial, em circunstâncias que justifiquem a medida e oficiar em todos os feitos em que se discutam os direitos de idosos em condições de risco;

III – Atuar como substituto processual do idoso em situação de risco, conforme o disposto no artigo 43 desta lei;

IV – Promover a revogação de instrumento procuratório do idoso, nas hipóteses previstas no artigo 43 desta lei, quando necessário ou o interesse público justificar;

V – Instaurar procedimento administrativo e para instruí-lo:

a) Expedir notificações, colher depoimentos ou esclarecimentos e, em caso de não comparecimento injustificado da pessoa notificada, requisitar condução coercitiva, inclusive pela Polícia Civil ou Militar;

b) Requisitar informações, exames, perícias e documentos de autoridades municipais, estaduais e federais, da administração direta e indireta, bem como promover inspeções e diligências investigatórias;

c) Requisitar informações e documentos particulares de instituições privadas.

VI – Instaurar sindicâncias, requisitar diligências investigatórias e a instauração de inquérito policial, para a apuração de ilícitos ou infrações às normas de proteção ao idoso;

VII – Zelar pelo efetivo respeito aos direitos e garantias legais assegurados ao idoso, promovendo as medidas judiciais e extrajudiciais cabíveis;

VIII – Inspecionar as entidades públicas e particulares de atendimento e os programas de que trata esta lei, adotando de pronto as medidas administrativas ou judiciais necessárias à remoção de irregularidades porventura verificadas;

IX – Requisitar força policial, bem como a colaboração dos serviços de saúde, educacionais e de assistência social, públicos, para o desempenho de suas atribuições;

X – Referendar transações envolvendo interesses e direitos dos idosos previstos nesta lei.

Parágrafo 1º. A legitimação do Ministério Público para as ações cíveis previstas neste artigo não impede a de terceiros, nas mesmas hipóteses, segundo dispuser a lei.

Parágrafo 2º. As atribuições constantes deste artigo não excluem outras, desde que compatíveis com a finalidade e as atribuições do Ministério Público.

Parágrafo 3º. O representante do Ministério Público, no exercício de suas funções, terá livre acesso a toda entidade de atendimento ao idoso.

Artigo 75 – Nos processos e procedimentos em que não for parte, atuará obrigatoriamente o Ministério Público na defesa dos direitos e interesses de que cuida esta lei, hipóteses em que terá vista dos autos depois das partes, podendo juntar documentos, requerer diligências e produção de outras provas, usando os recursos cabíveis.

Artigo 76 – A intimação do Ministério Público, em qualquer caso, será feita pessoalmente.

Artigo 77 – A falta de intervenção do Ministério Público acarreta a nulidade do feito, que será declarada de ofício pelo juiz ou a requerimento de qualquer interessado.

Capítulo III – da proteção judicial dos interesses difusos, coletivos e individuais indisponíveis ou homogêneos

Artigo 78 – As manifestações processuais do representante do Ministério Público deverão ser fundamentadas.

Artigo 79 – Regem-se pelas disposições desta lei as ações de responsabilidade por ofensa aos direitos assegurados ao idoso, referentes à omissão ou ao oferecimento insatisfatório de:

I – Acesso às ações e serviços de saúde;

II – Atendimento especializado ao idoso portador de deficiência ou com limitação incapacitante;

III – Atendimento especializado ao idoso portador de doença infectocontagiosa;

IV – Serviço de assistência social visando ao amparo do idoso.

Parágrafo único. As hipóteses previstas neste artigo não excluem da proteção judicial outros interesses difusos, coletivos, individuais indisponíveis ou homogêneos, próprios do idoso, protegidos em lei.

Artigo 80 – As ações previstas neste capítulo serão propostas no foro do domicílio do idoso, cujo juízo terá competência absoluta para processar a causa, ressalvadas as competências da Justiça Federal e a competência originária dos tribunais superiores.

Artigo 81 – Para as ações cíveis fundadas em interesses difusos, coletivos, individuais indisponíveis ou homogêneos, consideram-se legitimados, concorrentemente:

I – O Ministério Público;

II – A União, os estados, o Distrito Federal e os municípios;

III – A Ordem dos Advogados do Brasil;

IV – As associações legalmente constituídas há pelo menos um ano e que incluam entre os fins institucionais a defesa dos interesses e direitos da pessoa idosa, dispensada a autorização da assembleia, se houver prévia autorização estatutária.

Parágrafo 1º. Admitir-se-á litisconsórcio facultativo entre os ministérios públicos da União e dos estados na defesa dos interesses e direitos de que cuida esta lei.

Parágrafo 2º. Em caso de desistência ou abandono da ação por associação legitimada, o Ministério Público ou outro legitimado deverá assumir a titularidade ativa.

Artigo 82 – Para defesa dos interesses e direitos protegidos por esta lei, são admissíveis todas as espécies de ação pertinentes.

Parágrafo único. Contra atos ilegais ou abusivos de autoridade pública ou agente de pessoa jurídica no exercício de atribuições de poder público, que lesem direito líquido e certo previsto nesta lei, caberá ação mandamental, que se regerá pelas normas da lei do mandado de segurança.

Artigo 83 – Na ação que tenha por objeto o cumprimento de obrigação de fazer ou não fazer, o juiz concederá a tutela específica da obrigação ou determinará providências que assegurem o resultado prático equivalente ao adimplemento.

Parágrafo 1º. Sendo relevante o fundamento da demanda e havendo justificado receio de ineficácia do provimento final, é lícito ao juiz conceder a tutela liminarmente ou após justificação prévia, na forma do artigo 273 do Código de Processo Civil.

Parágrafo 2º. O juiz poderá, na hipótese do parágrafo 1o ou na sentença, impor multa diária ao réu, independentemente do pedido do autor, se for suficiente ou compatível com a obrigação, fixando prazo razoável para o cumprimento do preceito.

Parágrafo 3º. A multa só será exigível do réu após o trânsito em julgado da sentença favorável ao autor, mas será devida desde o dia em que se houver configurado.

Artigo 84 – Os valores das multas previstas nesta lei reverterão ao Fundo do Idoso, onde houver, ou na falta deste, ao Fundo Municipal de Assistência Social, ficando vinculados ao atendimento ao idoso.

Parágrafo único. As multas não recolhidas até 30 dias após o trânsito em julgado da decisão serão exigidas por meio de execução promovida pelo Ministério Público, nos mesmos autos, facultada igual iniciativa aos demais legitimados em caso de inércia daquele.

Artigo 85 – O juiz poderá conferir efeito suspensivo aos recursos, para evitar dano irreparável à parte.

Artigo 86 – Transitada em julgado a sentença que impuser condenação ao poder público, o juiz determinará a remessa de peças à autoridade competente, para apuração da responsabilidade civil e administrativa do agente a que se atribua a ação ou omissão.

Artigo 87 – Decorridos 60 dias do trânsito em julgado da sentença condenatória favorável ao idoso sem que o autor lhe promova a execução, deverá fazê-lo o Ministério Público, facultada, igual iniciativa aos demais legitimados, como assistentes ou assumindo o polo ativo, em caso de inércia desse órgão.

Artigo 88 – Nas ações de que trata este capítulo, não haverá adiantamento de custas, emolumentos, honorários periciais e quaisquer outras despesas.

Parágrafo único. Não se imporá sucumbência ao Ministério Público.

Artigo 89 – Qualquer pessoa poderá, e o servidor deverá, provocar a iniciativa do Ministério Público, prestando-lhe informações sobre os fatos que constituam objeto de ação civil e indicando-lhe os elementos de convicção.

Artigo 90 – Os agentes públicos em geral, os juízes e tribunais, no exercício de suas funções, quando tiverem conhecimento de fatos que possam configurar crime de ação pública contra idoso ou ensejar a propositura de ação para sua defesa, devem encaminhar as peças pertinentes ao Ministério Público, para as providências cabíveis.

Artigo 91 – Para instruir a petição inicial, o interessado poderá requerer às autoridades competentes as certidões e informações que julgar necessárias, que serão fornecidas no prazo de dez dias.

Artigo 92 – O Ministério Público poderá instaurar sob sua presidência inquérito civil ou requisitar, de qualquer pessoa, organismo público ou particular certidões, informações, exames ou perícias, no prazo que assinalar, o qual não poderá ser inferior a dez dias.

Parágrafo 1º. Se o órgão do Ministério Público, esgotadas todas as diligências, se convencer da inexistência de fundamento para a propositura da ação civil ou de peças informativas, determinará o seu arquivamento, fazendo-o fundamentadamente.

Parágrafo 2º. Os autos do inquérito civil ou as peças de informação arquivados serão remetidos, sob pena de se incorrer em falta grave, no prazo de três dias, ao Conselho Superior do Ministério Público ou à Câmara de Coordenação e Revisão do Ministério Público.

Parágrafo 3º. Até que seja homologado ou rejeitado o arquivamento pelo Conselho Superior do Ministério Público ou por Câmara de Coordenação e Revisão do Ministério Público, as associações legitimadas poderão apresentar razões escritas ou documentos, que serão juntados ou anexados às peças de informação.

Parágrafo 4º. Deixando o Conselho Superior ou a Câmara de Coordenação e Revisão do Ministério Público de homologar a promoção de arquivamento, será designado outro membro do Ministério Público para o ajuizamento da ação.

TÍTULO VI – DOS CRIMES

Capítulo I – Disposições gerais

Artigo 93 – Aplicam-se subsidiariamente, no que couber, as disposições da lei 7.347, de 24 de julho de 1985.

Artigo 94 – Aos crimes previstos nesta lei cuja pena máxima privativa de liberdade não ultrapasse quatro anos, aplica-se o procedimento previsto na lei 9.099, de 26 de setembro de 1995, e, subsidiariamente, no que couber, as disposições do Código Penal e do Código de Processo Penal.

Capítulo II – Dos crimes em espécie

Artigo 95 – Os crimes definidos nesta lei são de ação penal pública incondicionada, não se lhes aplicando os artigos 181 e 182 do Código Penal.

Artigo 96 – Discriminar pessoa idosa, impedindo ou dificultando seu acesso a operações bancárias, aos meios de transporte, ao direito de contratar ou por qualquer outro meio ou instrumento necessário ao exercício da cidadania, por motivo de idade: pena – reclusão de seis meses a um ano e multa.

Parágrafo 1º. Na mesma pena, incorre quem desdenhar, humilhar, menosprezar ou discriminar pessoa idosa, por qualquer motivo.

Parágrafo 2º. A pena será aumentada de um terço se a vítima se encontrar sob os cuidados ou responsabilidade do agente.

Artigo 97 – Deixar de prestar assistência ao idoso, quando possível fazê-lo sem risco pessoal, em situação de iminente perigo, ou recusar, retardar ou dificultar sua assistência à saúde, sem justa causa, ou não pedir, nesses casos, o socorro de autoridade pública: pena – detenção de seis meses a um ano e multa.

Parágrafo único. A pena é aumentada de metade se da omissão resulta lesão corporal de natureza grave e triplicada se resulta a morte.

Artigo 98 – Abandonar o idoso em hospitais, casas de saúde, entidades de longa permanência, ou congêneres, ou não prover suas necessidades básicas, quando obrigado por lei ou mandado: pena – detenção de seis meses a três anos e multa.

Artigo 99 – Expor a perigo a integridade e a saúde, física ou psíquica, do idoso, submetendo-o a condições desumanas ou degradantes ou privando-o de alimentos e cuidados indispensáveis, quando obrigado a fazê-lo, ou sujeitando-o a trabalho excessivo ou inadequado: pena – detenção de dois meses a um ano e multa.

Parágrafo 1º. Se do fato resulta lesão corporal de natureza grave: pena – reclusão de um a quatro anos.

Parágrafo 2º. Se resulta a morte: pena – reclusão de quatro a 12 anos.

Artigo 100 – Constitui crime punível com reclusão de seis meses a um ano e multa:

I – Obstar o acesso de alguém a qualquer cargo público por motivo de idade;

II – Negar a alguém, por motivo de idade, emprego ou trabalho;

III – Recusar, retardar ou dificultar atendimento ou deixar de prestar assistência à saúde, sem justa causa, a pessoa idosa;

IV – Deixar de cumprir, retardar ou frustrar, sem justo motivo, a execução de ordem judicial expedida na ação civil a que alude esta lei;

V – Recusar, retardar ou omitir dados técnicos indispensáveis à propositura da ação civil objeto desta lei, quando requisitados pelo Ministério Público.

Artigo 101 – Deixar de cumprir, retardar ou frustrar, sem justo motivo, a execução de ordem judicial expedida nas ações em que for parte ou interveniente o idoso: pena – detenção de seis meses a um ano e multa.

Artigo 102 – Apropriar-se de ou desviar bens, proventos, pensão ou qualquer outro rendimento do idoso, dando-lhes aplicação diversa da de sua finalidade: pena – reclusão de um a quatro anos e multa.

Artigo 103 – Negar o acolhimento ou a permanência do idoso, como abrigado, por recusa deste em outorgar procuração à entidade de atendimento: pena – detenção de seis meses a um ano e multa.

Artigo 104 – Reter o cartão magnético de conta bancária relativa a benefícios, proventos ou pensão do idoso, bem como qualquer outro documento com objetivo de assegurar recebimento ou ressarcimento de dívida: pena – detenção de seis meses a dois anos e multa.

Artigo 105 – Exibir ou veicular, por qualquer meio de comunicação, informações ou imagens depreciativas ou injuriosas à pessoa do idoso: pena – detenção de um a três anos e multa.

Artigo 106 – Induzir pessoa idosa sem discernimento de seus atos a outorgar procuração para fins de administração de bens ou deles dispor livremente: pena – reclusão de dois a quatro anos.

Artigo 107 – Coagir, de qualquer modo, o idoso a doar, contratar, testar ou outorgar procuração: pena – reclusão de dois a cinco anos.

Artigo 108 – Lavrar ato notarial que envolva pessoa idosa sem discernimento de seus atos, sem a devida representação legal: pena – reclusão de dois a quatro anos.

Artigo 109 – Impedir ou embaraçar ato do representante do Ministério Público ou de qualquer outro agente fiscalizador: pena – reclusão de seis meses a um ano e multa.

Artigo 110 – O decreto-lei 2.848, de 7 de dezembro de 1940, do Código Penal passa a vigorar com as seguintes alterações:

"**Artigo 61** – (...) II – (...): h) contra criança, maior de 60 anos, enfermo ou mulher grávida"

"**Artigo 121** – (...) Parágrafo 4°. No homicídio culposo, a pena é aumentada de um terço se o crime resulta de inobservância de regra técnica de profissão, arte ou ofício, ou se o agente deixa de prestar imediato socorro à vítima, não procura diminuir as consequências do seu ato ou foge para evitar prisão em flagrante. Sendo doloso o homicídio, a pena é aumentada de um terço se o crime é praticado contra pessoa menor de 14 ou maior de 60 anos".

"**Artigo 133** – (...) Parágrafo 3°. (...) III – Se a vítima é maior de 60 anos".

"**Artigo 140** – (...) Parágrafo 3°. Se a injúria consiste na utilização de elementos referentes a raça, cor, etnia, religião, origem ou a condição de pessoa idosa ou portadora de deficiência".

"**Artigo 141** – (...) IV – Contra pessoa maior de 60 anos ou portadora de deficiência, exceto no caso de injúria".

"**Artigo 148** – (...) Parágrafo 1°. (...) I – Se a vítima é ascendente, descendente, cônjuge do agente ou maior de 60 anos".

"**Artigo 159** – (...) Parágrafo 1°. Se o sequestro dura mais de 24 horas, se o sequestrado é menor de 18 ou maior de 60 anos, ou se o crime é cometido por bando ou quadrilha".

"**Artigo 183** – (...) III – Se o crime é praticado contra pessoa com idade igual ou superior a 60 anos".

"**Artigo 244** – Deixar, sem justa causa, de prover a subsistência do cônjuge ou de filho menor de 18 anos ou inapto para o trabalho ou de ascendente inválido ou maior de 60 anos, não lhes proporcionando os recursos necessários ou faltando ao pagamento de pensão alimentícia judicialmente acordada, fixada ou majorada; deixar, sem justa causa, de socorrer descendente ou ascendente, gravemente enfermo".

Artigo 111 – O artigo 21 do decreto-lei 3.688, de 3 de outubro de 1941, a Lei das Contravenções Penais, passa a vigorar acrescido do seguinte parágrafo único:

"**Artigo 21** – (...) Parágrafo único. Aumenta-se a pena de um terço até a metade se a vítima é maior de 60 anos".

Artigo 112 – O inciso II do parágrafo 4° do artigo 1° da lei 9.455, de 7 de abril de 1997, passa a vigorar com a seguinte redação:

"**Artigo 1°** – (...) Parágrafo 4°. (...) II – Se o crime é cometido contra criança, gestante, portador de deficiência, adolescente ou maior de 60 anos".

Artigo 113 – O inciso III do artigo 18 da lei 6.368, de 21 de outubro de 1976, passa a vigorar com a seguinte redação:

"**Artigo 18** – (...) III – Se qualquer deles decorrer de associação ou visar a menores de 21 anos ou a pessoa com idade igual ou superior a 60 anos ou a quem tenha, por qualquer causa, diminuída ou suprimida a capacidade de discernimento ou de autodeterminação".

Artigo 114 – O artigo 1º da lei 10.048, de 8 de novembro de 2000, passa a vigorar com a seguinte redação:

"**Artigo 1º** – As pessoas portadoras de deficiência, os idosos com idade igual ou superior a 60 anos, as gestantes, as lactantes e as pessoas acompanhadas por crianças de colo terão atendimento prioritário, nos termos desta lei".

Artigo 115 – O orçamento da seguridade social destinará ao Fundo Nacional de Assistência Social, até que o Fundo Nacional do Idoso seja criado, os recursos necessários, em cada exercício financeiro, para aplicação em programas e ações relativos ao idoso.

Artigo 116 – Serão incluídos nos censos demográficos dados relativos à população idosa do país.

Artigo 117 – O Poder Executivo encaminhará ao Congresso Nacional projeto de lei revendo os critérios de concessão do benefício de prestação continuada previsto na Lei Orgânica da Assistência Social, de forma a garantir que o acesso ao direito seja condizente com o estágio de desenvolvimento socioeconômico alcançado pelo país.

Artigo 118 – Esta lei entra em vigor decorridos 90 dias da sua publicação, ressalvado o disposto no *caput* do artigo 36, que vigorará a partir de 1º de janeiro de 2004.

CÓDIGO DE DEFESA DO CONSUMIDOR

LEI 8.078, DE 11 DE SETEMBRO DE 1990

TÍTULO I – DOS DIREITOS DO CONSUMIDOR

Capítulo I – Disposições gerais

Artigo 1º – O presente código estabelece normas de proteção e defesa do consumidor, de ordem pública e interesse social, nos termos dos artigos 5º, inciso XXXII, e 170, inciso V, da Constituição Federal e artigo 48 de suas disposições transitórias.

Artigo 2º – Consumidor é toda pessoa física ou jurídica que adquire ou utiliza produto ou serviço como destinatário final.

Parágrafo único. Equipara-se a consumidor a coletividade de pessoas, ainda que indetermináveis, que haja intervindo nas relações de consumo.

Artigo 3º – Fornecedor é toda pessoa física ou jurídica, pública ou privada, nacional ou estrangeira, bem como os entes despersonalizados, que desenvolvem atividade de produção, montagem, criação, construção, transformação, importação, exportação, distribuição ou comercialização de produtos ou prestação de serviços.

Parágrafo 1º. Produto é qualquer bem, móvel ou imóvel, material ou imaterial.

Parágrafo 2º. Serviço é qualquer atividade fornecida no mercado de consumo, mediante remuneração, inclusive as de natureza bancária, financeira, de crédito e securitária, salvo as decorrentes das relações de caráter trabalhista.

Capítulo II – Da Política Nacional das Relações de Consumo

Artigo 4º – A Política Nacional das Relações de Consumo tem por objetivo o atendimento das necessidades dos consumidores, o respeito a sua dignidade, saúde e segurança, a proteção de seus interesses econômicos, a melhoria da sua qualidade de vida, bem como a transparência e harmonia das relações de consumo, atendidos os seguintes princípios:

I – Reconhecimento da vulnerabilidade do consumidor no mercado de consumo;

II – Ação governamental no sentido de proteger efetivamente o consumidor:

a) Por iniciativa direta;

b) Por incentivos à criação e ao desenvolvimento de associações representativas;

c) Pela presença do Estado no mercado de consumo;

d) Pela garantia dos produtos e serviços com padrões adequados de qualidade, segurança, durabilidade e desempenho.

III – Harmonização dos interesses dos participantes das relações de consumo e compatibilização da proteção do consumidor com a necessidade de desenvolvimento econômico e tecnológico, de modo a viabilizar os princípios nos quais se funda a ordem econômica (artigo 170 da Constituição Federal), sempre com base na boa-fé e equilíbrio nas relações entre consumidores e fornecedores;

IV – Educação e informação de fornecedores e consumidores, quanto aos seus direitos e deveres, com vistas à melhoria do mercado de consumo;

V – Incentivo à criação pelos fornecedores de meios eficientes de controle de qualidade e segurança de produtos e serviços, assim como de mecanismos alternativos de solução de conflitos de consumo;

VI – Coibição e repressão eficientes de todos os abusos praticados no mercado de consumo, inclusive a concorrência desleal e utilização indevida de inventos e criações industriais das marcas e nomes comerciais e signos distintivos, que possam causar prejuízos aos consumidores;

VII – Racionalização e melhoria dos serviços públicos;

VIII – Estudo constante das modificações do mercado de consumo.

Artigo 5º – Para a execução da Política Nacional das Relações de Consumo, contará o poder público com os seguintes instrumentos, entre outros:

I – Manutenção de assistência jurídica, integral e gratuita para o consumidor carente;

II – Instituição de promotorias de justiça de defesa do consumidor, no âmbito do Ministério Público;

III – Criação de delegacias de polícia especializadas no atendimento de consumidores vítimas de infrações penais de consumo;

IV – Criação de juizados especiais de pequenas causas e varas especializadas para a solução de litígios de consumo;

V – Concessão de estímulos à criação e ao desenvolvimento das Associações de Defesa do Consumidor.

Parágrafo 1º. Vetado.

Parágrafo 2º. Vetado.

Capítulo III – Dos direitos básicos do consumidor

Artigo 6º – São direitos básicos do consumidor:

I – A proteção da vida, saúde e segurança contra os riscos provocados por práticas no fornecimento de produtos e serviços considerados perigosos ou nocivos;

II – A educação e a divulgação sobre o consumo adequado dos produtos e serviços, asseguradas a liberdade de escolha e a igualdade nas contratações;

III – A informação adequada e clara sobre os diferentes produtos e serviços, com especificação correta de quantidade, características, composição, qualidade e preço, bem como sobre os riscos que apresentem;

IV – A proteção contra a publicidade enganosa e abusiva, métodos comerciais coercitivos ou desleais, bem como contra práticas e cláusulas abusivas ou impostas no fornecimento de produtos e serviços;

V – A modificação das cláusulas contratuais que estabeleçam prestações desproporcionais ou sua revisão em razão de fatos supervenientes que as tornem excessivamente onerosas;

VI – A efetiva prevenção e reparação de danos patrimoniais e morais, individuais, coletivos e difusos;

VII – O acesso aos órgãos judiciários e administrativos com vistas à prevenção ou reparação de danos patrimoniais e morais, individuais, coletivos ou difusos, assegurada a proteção Jurídica, administrativa e técnica aos necessitados;

VIII – A facilitação da defesa de seus direitos, inclusive com a inversão do ônus da prova, a seu favor, no processo civil, quando, a critério do juiz, for verossímil a alegação ou quando for ele hipossuficiente, segundo as regras ordinárias de experiências;

IX – Vetado;

X – A adequada e eficaz prestação dos serviços públicos em geral.

Artigo 7º – Os direitos previstos neste código não excluem outros decorrentes de tratados ou convenções internacionais de que o Brasil seja signatário, da legislação interna ordinária, de regulamentos expedidos pelas autoridades administrativas competentes, bem como dos que derivem dos princípios gerais do direito, analogia, costumes e equidade.

Parágrafo único. Tendo mais de um autor a ofensa, todos responderão solidariamente pela reparação dos danos previstos nas normas de consumo.

Capítulo IV – Da qualidade de produtos e serviços, da prevenção e da reparação dos danos

Seção I – Da proteção à saúde e segurança

Artigo 8º – Os produtos e serviços colocados no mercado de consumo não acarretarão riscos à saúde ou segurança dos consumidores, exceto os considerados normais e previsíveis em decorrência de sua natureza e fruição, obrigando-se os fornecedores, em qualquer hipótese, a dar as informações necessárias e adequadas a seu respeito.

Parágrafo único. Em se tratando de produto industrial, ao fabricante cabe prestar as informações a que se refere este artigo, através de impressos apropriados que devam acompanhar o produto.

Artigo 9º – O fornecedor de produtos e serviços potencialmente nocivos ou perigosos à saúde ou segurança deverá informar, de maneira ostensiva e adequada, a respeito da sua nocividade ou periculosidade, sem prejuízo da adoção de outras medidas cabíveis em cada caso concreto.

Artigo 10 – O fornecedor não poderá colocar no mercado de consumo produto ou serviço que sabe ou deveria saber apresentar alto grau de nocividade ou periculosidade à saúde ou à segurança.

Parágrafo 1º. O fornecedor de produtos e serviços que, posteriormente a sua introdução no mercado de consumo, tiver conhecimento da periculosidade que apresentem, deverá comunicar o fato imediatamente às autoridades competentes e aos consumidores, mediante anúncios publicitários.

Parágrafo 2º. Os anúncios publicitários a que se refere o parágrafo anterior serão veiculados na imprensa, rádio e televisão às expensas do fornecedor do produto ou serviço.

Parágrafo 3º. Sempre que tiverem conhecimento de periculosidade de produtos ou serviços à saúde ou segurança dos consumidores, a União, os estados, o Distrito Federal e os municípios deverão informá-los a respeito.

Artigo 11 – Vetado.

Seção II – Da responsabilidade pelo fato do produto e do serviço

Artigo 12 – O fabricante, o produtor, o construtor, nacional ou estrangeiro, e o importador respondem, independentemente da existência de culpa, pela reparação dos danos causados aos consumidores por defeitos decorrentes de projeto, fabricação, construção, montagem, fórmulas, manipulação, apresentação ou acondicionamento de seus produtos, bem como por informações insuficientes ou inadequadas sobre sua utilização e riscos.

Parágrafo 1º. O produto é defeituoso quando não oferece a segurança que dele legitimamente se espera, levando-se em consideração as circunstâncias relevantes, entre as quais:

I – Sua apresentação;

II – O uso e os riscos que razoavelmente dele se esperam;

III – A época em que foi colocado em circulação.

Parágrafo 2º. O produto não é considerado defeituoso pelo fato de outro de melhor qualidade ter sido colocado no mercado.

Parágrafo 3º. O fabricante, o construtor, o produtor ou importador só não será responsabilizado quando provar:

I – Que não colocou o produto no mercado;

II – Que, embora haja colocado o produto no mercado, o defeito inexiste;

III – A culpa exclusiva do consumidor ou de terceiro.

Artigo 13 – O comerciante é igualmente responsável, nos termos do artigo anterior, quando:

I – O fabricante, o construtor, o produtor ou o importador não puderem ser identificados;

II – O produto for fornecido sem identificação clara do seu fabricante, produtor, construtor ou importador;

III – Não conservar adequadamente os produtos perecíveis.

Parágrafo único. Aquele que efetivar o pagamento ao prejudicado poderá exercer o direito de regresso contra os demais responsáveis, segundo sua participação na causação do evento danoso.

Artigo 14 – O fornecedor de serviços responde, independentemente da existência de culpa, pela reparação dos danos causados aos consumidores por defeitos relativos à prestação dos serviços, bem como por informações insuficientes ou inadequadas sobre sua fruição e riscos.

Parágrafo 1º. O serviço é defeituoso quando não fornece a segurança que o consumidor dele pode esperar, levando-se em consideração as circunstâncias relevantes, entre as quais:

I – O modo de seu fornecimento;

II – O resultado e os riscos que razoavelmente dele se esperam;

III – A época em que foi fornecido.

Parágrafo 2º. O serviço não é considerado defeituoso pela adoção de novas técnicas.

Parágrafo 3º. O fornecedor de serviços só não será responsabilizado quando provar:

I – Que, tendo prestado o serviço, o defeito inexiste;

II – A culpa exclusiva do consumidor ou de terceiro.

Parágrafo 4º. A responsabilidade pessoal dos profissionais liberais será apurada mediante a verificação de culpa.

Artigo 15 – Vetado.

Artigo 16 – Vetado.

Artigo 17 – Para os efeitos desta seção, equiparam-se aos consumidores todas as vítimas do evento.

Seção III - Da responsabilidade por vício do produto e do serviço

Artigo 18 – Os fornecedores de produtos de consumo duráveis ou não duráveis respondem solidariamente pelos vícios de qualidade ou quantidade que os tornem impróprios ou inadequados ao consumo a que se destinam ou lhes diminuam o valor, assim como por aqueles decorrentes da disparidade, com as indicações constantes do recipiente, da embalagem, rotulagem ou mensagem publicitária, respeitadas as variações decorrentes de sua natureza, podendo o consumidor exigir a substituição das partes viciadas.

Parágrafo 1º. Não sendo o vício sanado no prazo máximo de 30 dias, pode o consumidor exigir, alternativamente e a sua escolha:

I – A substituição do produto por outro da mesma espécie, em perfeitas condições de uso;

II – A restituição imediata da quantia paga, monetariamente atualizada, sem prejuízo de eventuais perdas e danos;

III – O abatimento proporcional do preço.

Parágrafo 2º. Poderão as partes convencionar a redução ou a ampliação do prazo previsto no parágrafo anterior, não podendo ser inferior a sete nem superior a 180 dias. Nos contratos de adesão, a cláusula de prazo deverá ser convencionada em separado, por meio de manifestação expressa do consumidor.

Parágrafo 3º. O consumidor poderá fazer uso imediato das alternativas do parágrafo 1º deste artigo sempre que, em razão da extensão do vício, a substituição das partes viciadas puder comprometer a qualidade ou características do produto, diminuir-lhe o valor ou se tratar de produto essencial.

Parágrafo 4º. Tendo o consumidor optado pela alternativa do inciso I do parágrafo 1º deste artigo e não sendo possível a substituição do bem, poderá haver substituição por outro de espécie, marca ou modelo diversos, mediante complementação ou restituição de eventual diferença de preço, sem prejuízo do disposto nos incisos II e III do parágrafo 1º deste artigo.

Parágrafo 5º. No caso de fornecimento de produtos *in natura*, será responsável perante o consumidor o fornecedor imediato, exceto quando identificado claramente seu produtor.

Parágrafo 6º. São impróprios ao uso e ao consumo:

I – Os produtos cujos prazos de validade estejam vencidos;

II – Os produtos deteriorados, alterados, adulterados, avariados, falsificados, corrompidos, fraudados, nocivos à vida ou à saúde, perigosos ou, ainda, aqueles em desacordo com as normas regulamentares de fabricação, distribuição ou apresentação;

III – Os produtos que, por qualquer motivo, se revelem inadequados ao fim a que se destinam.

Artigo 19 – Os fornecedores respondem solidariamente pelos vícios de quantidade do produto sempre que, respeitadas as variações decorrentes de sua natureza, seu conteúdo líquido for inferior às indicações constantes do recipiente, da embalagem, rotulagem ou de mensagem publicitária, podendo o consumidor exigir, alternativamente e a sua escolha:

I – O abatimento proporcional do preço;

II – Complementação do peso ou medida;

III – A substituição do produto por outro da mesma espécie, marca ou modelo, sem os aludidos vícios;

IV – A restituição imediata da quantia paga, monetariamente atualizada, sem prejuízo de eventuais perdas e danos.

Parágrafo 1º. Aplica-se a este artigo o disposto no parágrafo 4º do artigo anterior.

Parágrafo 2º. O fornecedor imediato será responsável quando fizer a pesagem ou a medição e o instrumento utilizado não estiver aferido segundo os padrões oficiais.

Artigo 20 – O fornecedor de serviços responde pelos vícios de qualidade que os tornem impróprios ao consumo ou lhes diminuam o valor, assim como por aqueles decorrentes da disparidade com as indicações constantes da oferta ou mensagem publicitária, podendo o consumidor exigir, alternativamente e a sua escolha:

I – A reexecução dos serviços, sem custo adicional e quando cabível;

II – A restituição imediata da quantia paga, monetariamente atualizada, sem prejuízo de eventuais perdas e danos;

III – O abatimento proporcional do preço.

Parágrafo 1º. A reexecução dos serviços poderá ser confiada a terceiros devidamente capacitados, por conta e risco do fornecedor.

Parágrafo 2º. São impróprios os serviços que se mostrem inadequados para os fins que razoavelmente deles se esperam, bem como aqueles que não atendam as normas regulamentares de prestabilidade.

Artigo 21 – No fornecimento de serviços que tenham por objetivo a reparação de qualquer produto considerar-se-á implícita a obrigação do fornecedor de empregar componentes de reposição originais adequados e novos ou que mantenham as especificações técnicas do fabricante, salvo, quanto a estes últimos, autorização em contrário do consumidor.

Artigo 22 – Os órgãos públicos, por si ou suas empresas, concessionárias, permissionárias ou sob qualquer outra forma de empreendimento, são obrigados a fornecer serviços adequados, eficientes, seguros e, quanto aos essenciais, contínuos.

Parágrafo único. Nos casos de descumprimento, total ou parcial, das obrigações referidas neste artigo, serão as pessoas jurídicas compelidas a cumpri-las e a reparar os danos causados, na forma prevista neste código.

Artigo 23 – A ignorância do fornecedor sobre os vícios de qualidade por inadequação dos produtos e serviços não o exime de responsabilidade.

Artigo 24 – A garantia legal de adequação do produto ou serviço independe de termo expresso, vedada a exoneração contratual do fornecedor.

Artigo 25 – É vedada a estipulação contratual de cláusula que impossibilite, exonere ou atenue a obrigação de indenizar prevista nesta e nas seções anteriores.

Parágrafo 1º. Havendo mais de um responsável pela causação do dano, todos responderão solidariamente pela reparação prevista nesta e nas seções anteriores.

Parágrafo 2º. Sendo o dano causado por componente ou peça incorporada ao produto ou serviço, são responsáveis solidários seu fabricante, construtor ou importador e o que realizou a incorporação.

Seção IV – Da decadência e da prescrição

Artigo 26 – O direito de reclamar pelos vícios aparentes ou de fácil constatação caduca em:

I – Trinta dias, tratando-se de fornecimento de serviço e de produtos não duráveis;

II – Noventa dias, tratando-se de fornecimento de serviço e de produtos duráveis.

Parágrafo 1º. Inicia-se a contagem do prazo decadencial a partir da entrega efetiva do produto ou do término da execução dos serviços.

Parágrafo 2º. Obstam a decadência:

I – A reclamação comprovadamente formulada pelo consumidor perante o fornecedor de produtos e serviços até a resposta negativa correspondente, que deve ser transmitida de forma inequívoca;

II – Vetado.

III – A instauração de inquérito civil, até seu encerramento.

Parágrafo 3º. Tratando-se de vício oculto, o prazo decadencial inicia-se no momento em que ficar evidenciado o defeito.

Artigo 27 – Prescreve em cinco anos a pretensão à reparação pelos danos causados por fato do produto ou do serviço prevista na seção II deste capítulo, iniciando-se a contagem do prazo a partir do conhecimento do dano e de sua autoria.

Parágrafo único. Vetado.

Seção V – Da desconsideração da personalidade jurídica

Artigo 28 – O juiz poderá desconsiderar a personalidade jurídica da sociedade quando, em detrimento do consumidor, houver abuso de direito, excesso de poder, infração da lei, fato ou ato ilícito ou violação dos estatutos ou contrato social. A desconsideração também será efetivada quando houver falência, estado de insolvência, encerramento ou inatividade da pessoa jurídica provocados por má administração.

Parágrafo 1º. Vetado.

Parágrafo 2º. As sociedades integrantes dos grupos societários e as sociedades controladas são subsidiariamente responsáveis pelas obrigações decorrentes deste código.

Parágrafo 3º. As sociedades consorciadas são solidariamente responsáveis pelas obrigações decorrentes deste código.

Parágrafo 4º. As sociedades coligadas só responderão por culpa.

Parágrafo 5º. Também poderá ser desconsiderada a pessoa jurídica sempre que sua personalidade for, de alguma forma, obstáculo ao ressarcimento de prejuízos causados aos consumidores.

Capítulo V – Das práticas comerciais

Seção I – Das disposições gerais

Artigo 29 – Para os fins deste capítulo e do seguinte, equiparam-se aos consumidores todas as pessoas determináveis ou não, expostas às práticas nele previstas.

Seção II – Da oferta

Artigo 30 – Toda informação ou publicidade, suficientemente precisa, veiculada por qualquer forma ou meio de comunicação com relação a produtos e serviços oferecidos ou apresentados, obriga o fornecedor que a fizer veicular ou dela se utilizar e integra o contrato que vier a ser celebrado.

Artigo 31 – A oferta e a apresentação de produtos ou serviços devem assegurar informações corretas, claras, precisas, ostensivas e em língua portuguesa sobre suas características, qualidades, quantidade, composição, preço, garantia, prazos de validade e origem, entre outros dados, bem como sobre os riscos que apresentam à saúde e à segurança dos consumidores.

Parágrafo único. As informações de que trata este artigo, nos produtos refrigerados oferecidos ao consumidor, serão gravadas de forma indelével.

Artigo 32 – Os fabricantes e importadores deverão assegurar a oferta de componentes e peças de reposição enquanto não cessar a fabricação ou importação do produto.

Parágrafo único. Cessadas a produção ou a importação, a oferta deverá ser mantida por período razoável de tempo, na forma da lei.

Artigo 33 – Em caso de oferta ou venda por telefone ou reembolso postal, deve constar o nome do fabricante e o endereço na embalagem, publicidade e em todos os impressos utilizados na transação comercial.

Parágrafo único. É proibida a publicidade de bens e serviços por telefone, quando a chamada for onerosa ao consumidor que a origina.

Artigo 34 – O fornecedor do produto ou serviço é solidariamente responsável pelos atos de seus prepostos ou representantes autônomos.

Artigo 35 – Se o fornecedor de produtos ou serviços recusar cumprimento à oferta, apresentação ou publicidade, o consumidor poderá, alternativamente e a sua livre escolha:

I – Exigir o cumprimento forçado da obrigação, nos termos da oferta, apresentação ou publicidade;

II – Aceitar outro produto ou prestação de serviço equivalente;

III – Rescindir o contrato, com direito à restituição de quantia eventualmente antecipada, monetariamente atualizada, e a perdas e danos.

Seção III – Da publicidade

Artigo 36 – A publicidade deve ser veiculada de tal forma que o consumidor, fácil e imediatamente, a identifique como tal.

Parágrafo único. O fornecedor, na publicidade de seus produtos ou serviços, manterá, em seu poder, para informação dos legítimos interessados, os dados fáticos, técnicos e científicos que dão sustentação à mensagem.

Artigo 37 – É proibida toda publicidade enganosa ou abusiva.

Parágrafo 1º. É enganosa qualquer modalidade de informação ou comunicação de caráter publicitário, inteira ou parcialmente falsa, ou, por qualquer outro modo, mesmo por omissão, capaz de induzir em erro o consumidor a respeito da natureza, características, qualidade, quantidade, propriedades, origem, preço e quaisquer outros dados sobre produtos e serviços.

Parágrafo 2º. É abusiva, dentre outras, a publicidade discriminatória de qualquer natureza, a que incite à violência, explore o medo ou a superstição, se aproveite da deficiência de julgamento e experiência da criança, desrespeita valores ambientais ou que seja capaz de induzir o consumidor a se comportar de forma prejudicial ou perigosa a sua saúde ou segurança.

Parágrafo 3º. Para os efeitos deste código, a publicidade é enganosa por omissão quando deixar de informar sobre dado essencial do produto ou serviço.

Parágrafo 4º. Vetado.

Artigo 38 – O ônus da prova da veracidade e correção da informação ou comunicação publicitária cabe a quem as patrocina.

Seção IV – Das práticas abusivas

Artigo 39 – É vedado ao fornecedor de produtos ou serviços, dentre outras práticas abusivas:

I – Condicionar o fornecimento de produto ou de serviço ao fornecimento de outro produto ou serviço, bem como, sem justa causa, a limites quantitativos;

II – Recusar atendimento às demandas dos consumidores, na exata medida de suas disponibilidades de estoque, e, ainda, de conformidade com os usos e costumes;

III – Enviar ou entregar ao consumidor, sem solicitação prévia, qualquer produto ou fornecer qualquer serviço;

IV – Prevalecer-se da fraqueza ou ignorância do consumidor, tendo em vista sua idade, saúde, conhecimento ou condição social, para impingir-lhe seus produtos ou serviços;

V – Exigir do consumidor vantagem manifestamente excessiva;

VI – Executar serviços sem a prévia elaboração de orçamento e autorização expressa do consumidor, ressalvadas as decorrentes de práticas anteriores entre as partes;

VII – Repassar informação depreciativa, referente a ato praticado pelo consumidor no exercício de seus direitos;

VIII – Colocar, no mercado de consumo, qualquer produto ou serviço em desacordo com as normas expedidas pelos órgãos oficiais competentes ou, se normas específicas não existirem, pela Associação Brasileira de Normas Técnicas ou outra entidade credenciada pelo Conselho Nacional de Metrologia, Normalização e Qualidade Industrial (Conmetro);

IX – Recusar a venda de bens ou a prestação de serviços, diretamente a quem se disponha a adquiri-los mediante pronto pagamento, ressalvados os casos de intermediação regulados em leis especiais;

X – Elevar sem justa causa o preço de produtos ou serviços;

XI – Dispositivo incluído pela MPV 1.890-67, de 22 de outubro de 1999, transformado em inciso XIII, quando da conversão na lei 9.870, de 23 de novembro de 1999;

XII – Deixar de estipular prazo para o cumprimento de sua obrigação ou deixar a fixação de seu termo inicial a seu exclusivo critério;

XIII – Aplicar fórmula ou índice de reajuste diverso do legal ou contratualmente estabelecido.

Parágrafo único. Os serviços prestados e os produtos remetidos ou entregues ao consumidor, na hipótese prevista no inciso III, equiparam-se às amostras grátis, inexistindo obrigação de pagamento.

Artigo 40 – O fornecedor de serviço será obrigado a entregar ao consumidor orçamento prévio discriminando o valor da mão de obra, dos materiais e equipamentos a serem empregados, as condições de pagamento, bem como as datas de início e término dos serviços.

Parágrafo 1º. Salvo estipulação em contrário, o valor orçado terá validade pelo prazo de dez dias, contado de seu recebimento pelo consumidor.

Parágrafo 2º. Uma vez aprovado pelo consumidor, o orçamento obriga os contraentes e somente pode ser alterado mediante livre negociação das partes.

Parágrafo 3º. O consumidor não responde por quaisquer ônus ou acréscimos decorrentes da contratação de serviços de terceiros não previstos no orçamento prévio.

Artigo 41 – No caso de fornecimento de produtos ou de serviços sujeitos ao regime de controle ou de tabelamento de preços, os fornecedores deverão respeitar os limites oficiais sob pena de, não o fazendo, responderem pela restituição da quantia recebida em excesso, monetariamente atualizada, podendo o consumidor exigir a sua escolha, o desfazimento do negócio, sem prejuízo de outras sanções cabíveis.

Seção V – Da cobrança de dívidas

Artigo 42 – Na cobrança de débitos, o consumidor inadimplente não será exposto a ridículo, nem será submetido a qualquer tipo de constrangimento ou ameaça.

Parágrafo único. O consumidor cobrado em quantia indevida tem direito à repetição do indébito, por valor igual ao dobro do que pagou em excesso, acrescido de correção monetária e juros legais, salvo hipótese de engano justificável.

Artigo 42-A – Em todos os documentos de cobrança de débitos apresentados ao consumidor, deverão constar o nome, o endereço e o número de inscrição no Cadastro de Pessoas Físicas (CPF) ou no Cadastro Nacional de Pessoa Jurídica (CNPJ) do fornecedor do produto ou serviço correspondente.

Seção VI – Dos bancos de dados e cadastros de consumidores

Artigo 43 – O consumidor, sem prejuízo do disposto no artigo 86, terá acesso às informações existentes em cadastros, fichas, registros e dados pessoais e de consumo arquivados sobre ele, bem como sobre as suas respectivas fontes.

Parágrafo 1º. Os cadastros e dados de consumidores devem ser objetivos, claros, verdadeiros e em linguagem de fácil compreensão, não podendo conter informações negativas referentes a período superior a cinco anos.

Parágrafo 2º. A abertura de cadastro, ficha, registro e dados pessoais e de consumo deverá ser comunicada por escrito ao consumidor, quando não solicitada por ele.

Parágrafo 3º. O consumidor, sempre que encontrar inexatidão nos seus dados e cadastros, poderá exigir sua imediata correção, devendo o arquivista, no prazo de cinco dias úteis, comunicar a alteração aos eventuais destinatários das informações incorretas.

Parágrafo 4º. Os bancos de dados e cadastros relativos a consumidores, os serviços de proteção ao crédito e congêneres são considerados entidades de caráter público.

Parágrafo 5º. Consumada a prescrição relativa à cobrança de débitos do consumidor, não serão fornecidas, pelos respectivos sistemas de proteção ao crédito, quaisquer informações que possam impedir ou dificultar novo acesso ao crédito junto aos fornecedores.

Artigo 44 – Os órgãos públicos de defesa do consumidor manterão cadastros atualizados de reclamações fundamentadas contra fornecedores de produtos e serviços, devendo divulgá-lo pública e anualmente. A divulgação indicará se a reclamação foi atendida ou não pelo fornecedor.

Parágrafo 1º. É facultado o acesso às informações lá constantes para orientação e consulta por qualquer interessado.

Parágrafo 2º. Aplicam-se a este artigo, no que couber, as mesmas regras enunciadas no artigo anterior e as do parágrafo único do artigo 22 deste código.

Artigo 45 – Vetado.

Capítulo VI – Da proteção contratual

Seção I – Disposições gerais

Artigo 46 – Os contratos que regulam as relações de consumo não obrigarão os consumidores, se não lhes for dada a oportunidade de tomar conhecimento prévio de seu conteúdo, ou se os respectivos instrumentos forem redigidos de modo a dificultar a compreensão de seu sentido e alcance.

Artigo 47 – As cláusulas contratuais serão interpretadas de maneira mais favorável ao consumidor.

Artigo 48 – As declarações de vontade constantes de escritos particulares, recibos e pré-contratos relativos às relações de consumo vinculam o fornecedor, ensejando inclusive execução específica, nos termos do artigo 84 e parágrafos.

Artigo 49 – O consumidor pode desistir do contrato no prazo de sete dias a contar de sua assinatura ou do ato de recebimento do produto ou serviço, sempre que a contratação de fornecimento de produtos e serviços ocorrer fora do estabelecimento comercial, especialmente por telefone ou a domicílio.

Parágrafo único. Se o consumidor exercitar o direito de arrependimento previsto neste artigo, os valores eventualmente pagos, a qualquer título, durante o prazo de reflexão, serão devolvidos de imediato, monetariamente atualizados.

Artigo 50 – A garantia contratual é complementar à legal e será conferida mediante termo escrito.

Parágrafo único. O termo de garantia ou equivalente deve ser padronizado e esclarecer, de maneira adequada em que consiste a mesma garantia, bem como a forma, o prazo e o lugar em que pode ser exercitada e os ônus a cargo do consumidor, devendo ser-lhe entregue, devidamente preenchido pelo fornecedor, no ato do fornecimento, acompanhado de manual de instrução, de instalação e uso do produto em linguagem didática, com ilustrações.

Seção II – Das cláusulas abusivas

Artigo 51 – São nulas de pleno direito, entre outras, as cláusulas contratuais relativas ao fornecimento de produtos e serviços que:

I – Impossibilitem, exonerem ou atenuem a responsabilidade do fornecedor por vícios de qualquer natureza dos produtos e dos serviços ou impliquem renúncia ou disposição de direitos. Nas relações de consumo entre o fornecedor e o consumidor pessoa jurídica, a indenização poderá ser limitada, em situações justificáveis;

II – Subtraiam ao consumidor a opção de reembolso da quantia já paga, nos casos previstos neste código;

III – Transfiram responsabilidades a terceiros;

IV – Estabeleçam obrigações consideradas iníquas, abusivas, que coloquem o consumidor em desvantagem exagerada ou que sejam incompatíveis com a boa-fé ou a equidade;

V – Vetado;

VI – Estabeleçam inversão do ônus da prova em prejuízo do consumidor;

VII – Determinem a utilização compulsória de arbitragem;

VIII – Imponham representante para concluir ou realizar outro negócio jurídico pelo consumidor;

IX – Deixem ao fornecedor a opção de concluir ou não o contrato, embora obrigando o consumidor;

X – Permitam ao fornecedor, direta ou indiretamente, variação do preço de maneira unilateral;

XI – Autorizem o fornecedor a cancelar o contrato unilateralmente, sem que igual direito seja conferido ao consumidor;

XII – Obriguem o consumidor a ressarcir os custos de cobrança de sua obrigação, sem que igual direito lhe seja conferido contra o fornecedor;

XIII – Autorizem o fornecedor a modificar unilateralmente o conteúdo ou a qualidade do contrato, após sua celebração;

XIV – Infrinjam ou possibilitem a violação de normas ambientais;

XV – Estejam em desacordo com o sistema de proteção ao consumidor;

XVI – Possibilitem a renúncia do direito de indenização por benfeitorias necessárias.

Parágrafo 1º. Presume-se exagerada, entre outros casos, a vontade que:

I – Ofende os princípios fundamentais do sistema jurídico a que pertence;

II – Restringe direitos ou obrigações fundamentais inerentes à natureza do contrato, de tal modo a ameaçar seu objeto ou equilíbrio contratual;

III – Se mostra excessivamente onerosa para o consumidor, considerando-se a natureza e conteúdo do contrato, o interesse das partes e outras circunstâncias peculiares ao caso.

Parágrafo 2º. A nulidade de uma cláusula contratual abusiva não invalida o contrato, exceto quando de sua ausência, apesar dos esforços de integração, decorrer ônus excessivo a qualquer das partes.

Parágrafo 3º. Vetado.

Parágrafo 4º. É facultado a qualquer consumidor ou entidade que o represente requerer ao Ministério Público que ajuíze a competente ação para ser declarada a nulidade de cláusula contratual que contrarie o disposto neste código ou de qualquer forma não assegure o justo equilíbrio entre direitos e obrigações das partes.

Artigo 52 – No fornecimento de produtos ou serviços que envolva outorga de crédito ou concessão de financiamento ao consumidor, o fornecedor deverá, entre outros requisitos, informá-lo prévia e adequadamente sobre:

I – Preço do produto ou serviço em moeda corrente nacional;

II – Montante dos juros de mora e da taxa efetiva anual de juros;

III – Acréscimos legalmente previstos;

IV – Número e periodicidade das prestações;

V – Soma total a pagar, com e sem financiamento.

Parágrafo 1º. As multas de mora decorrentes do inadimplemento de obrigações no seu termo não poderão ser superiores a 2% do valor da prestação.

Parágrafo 2º. É assegurado ao consumidor a liquidação antecipada do débito, total ou parcialmente, mediante redução proporcional dos juros e demais acréscimos.

Parágrafo 3º. Vetado.

Artigo 53 – Nos contratos de compra e venda de móveis ou imóveis mediante pagamento em prestações, bem como nas alienações fiduciárias em garantia, consideram-se nulas de pleno direito as cláusulas que estabeleçam a perda total das prestações pagas em benefício do credor que, em razão do inadimplemento, pleitear a resolução do contrato e a retomada do produto alienado.

Parágrafo 1º. Vetado.

Parágrafo 2º. Nos contratos do sistema de consórcio de produtos duráveis, a compensação ou a restituição das parcelas quitadas, na forma deste artigo, terá descontada, além da vantagem econômica auferida com a fruição, os prejuízos que o desistente ou inadimplente causar ao grupo.

Parágrafo 3º. Os contratos de que trata o *caput* deste artigo serão expressos em moeda corrente nacional.

Seção III – Dos contratos de adesão

Artigo 54 – Contrato de adesão é aquele cujas cláusulas tenham sido aprovadas pela autoridade competente ou estabelecidas unilateralmente pelo fornecedor de produtos ou serviços, sem que o consumidor possa discutir ou modificar substancialmente seu conteúdo.

Parágrafo 1º. A inserção de cláusula no formulário não desfigura a natureza de adesão do contrato.

Parágrafo 2º. Nos contratos de adesão admite-se cláusula resolutória, desde que a alternativa, cabendo a escolha ao consumidor, ressalvando-se o disposto no parágrafo 2º do artigo anterior.

Parágrafo 3º. Os contratos de adesão escritos serão redigidos em termos claros e com caracteres ostensivos e legíveis, cujo tamanho da fonte não será inferior ao corpo 12, de modo a facilitar sua compreensão pelo consumidor.

Parágrafo 4º. As cláusulas que implicarem limitação de direito do consumidor deverão ser redigidas com destaque, permitindo sua imediata e fácil compreensão.

Parágrafo 5º. Vetado.

Capítulo VII – Das sanções administrativas

Artigo 55 – A União, os estados e o Distrito Federal, em caráter concorrente e nas suas respectivas áreas de atuação administrativa, baixarão normas relativas a produção, industrialização, distribuição e consumo de produtos e serviços.

Parágrafo 1º. A União, os estados, o Distrito Federal e os municípios fiscalizarão e controlarão a produção, industrialização, distribuição, a publicidade de produtos e de serviços e o mercado de consumo, no interesse da preservação da vida, da saúde, da segurança, da informação e do bem-estar do consumidor, baixando as normas que se fizerem necessárias.

Parágrafo 2º. Vetado.

Parágrafo 3º. Os órgãos federais, estaduais, do Distrito Federal e municipais com atribuições para fiscalizar e controlar o mercado de consumo manterão comissões permanentes para elaboração, revisão e atualização das normas referidas no parágrafo 1º, sendo obrigatória a participação dos consumidores e fornecedores.

Parágrafo 4º. Os órgãos oficiais poderão expedir notificações aos fornecedores para que, sob pena de desobediência, prestem informações sobre questões de interesse do consumidor, resguardado o segredo industrial.

Artigo 56 – As infrações das normas de defesa do consumidor ficam sujeitas, conforme o caso, às seguintes sanções administrativas, sem prejuízo das de natureza civil, penal e das definidas em normas específicas:

I – Multa;

II – Apreensão do produto;

III – Inutilização do produto;

IV – Cassação do registro do produto junto ao órgão competente;

V – Proibição de fabricação do produto;

VI – Suspensão de fornecimento de produtos ou serviço;

VII – Suspensão temporária de atividade;

VIII – Revogação de concessão ou permissão de uso;

IX – Cassação de licença do estabelecimento ou de atividade;

X – Interdição, total ou parcial, de estabelecimento, de obra ou de atividade;

XI – Intervenção administrativa;

XII – Imposição de contrapropaganda.

Parágrafo único. As sanções previstas neste artigo serão aplicadas pela autoridade administrativa, no âmbito de sua atribuição, podendo ser aplicadas cumulativamente, inclusive por medida cautelar, antecedente ou incidente de procedimento administrativo.

Artigo 57 – A pena de multa, graduada de acordo com a gravidade da infração, a vantagem auferida e a condição econômica do fornecedor, será aplicada mediante procedimento administrativo, revertendo para o fundo de que trata a lei 7.347, de 24 de julho de 1985, os valores cabíveis à União ou para os fundos estaduais ou municipais de proteção ao consumidor nos demais casos.

Parágrafo único. A multa será em montante não inferior a 200 e não superior a 3 milhões de vezes o valor da Unidade Fiscal de Referência (Ufir) ou índice equivalente que venha a substituí-lo.

Artigo 58 – As penas de apreensão, de inutilização de produtos, de proibição de fabricação de produtos, de suspensão do fornecimento de produto ou de serviço, de cassação do registro do produto e revogação da concessão ou permissão de uso serão aplicadas pela administração, mediante procedimento administrativo, assegurada ampla defesa, quando forem constatados vícios de quantidade ou de qualidade por inadequação ou insegurança do produto ou do serviço.

Artigo 59 – As penas de cassação de alvará de licença, de interdição e de suspensão temporária da atividade, bem como a de intervenção administrativa, serão aplicadas mediante procedimento administrativo, assegurada ampla defesa, quando o fornecedor reincidir na prática das infrações de maior gravidade previstas neste código e na legislação de consumo.

Parágrafo 1º. A pena de cassação da concessão será aplicada à concessionária de serviço público, quando violar obrigação legal ou contratual.

Parágrafo 2º. A pena de intervenção administrativa será aplicada sempre que as circunstâncias de fato desaconselharem a cassação de licença, a interdição ou suspensão da atividade.

Parágrafo 3º. Pendendo ação judicial na qual se discuta a imposição de penalidade administrativa, não haverá reincidência até o trânsito em julgado da sentença.

Artigo 60 – A imposição de contrapropaganda será cominada quando o fornecedor incorrer na prática de publicidade enganosa ou abusiva, nos termos do artigo 36 e seus parágrafos, sempre às expensas do infrator.

Parágrafo 1º. A contrapropaganda será divulgada pelo responsável da mesma forma, frequência e dimensão e, preferencialmente no mesmo veículo, local, espaço e horário, de forma capaz de desfazer o malefício da publicidade enganosa ou abusiva.

Parágrafo 2º. Vetado.

Parágrafo 3º. Vetado.

TÍTULO II – DAS INFRAÇÕES PENAIS

Artigo 61 – Constituem crimes contra as relações de consumo previstas neste código, sem prejuízo do disposto no Código Penal e leis especiais, as condutas tipificadas nos artigos seguintes.

Artigo 62 – Vetado.

Artigo 63 – Omitir dizeres ou sinais ostensivos sobre a nocividade ou periculosidade de produtos, nas embalagens, nos invólucros, recipientes ou publicidade: pena – detenção de seis meses a dois anos e multa.

Parágrafo 1º. Incorrerá nas mesmas penas quem deixar de alertar, mediante recomendações escritas ostensivas, sobre a periculosidade do serviço a ser prestado.

Parágrafo 2º. Se o crime é culposo: pena – detenção de um a seis meses ou multa.

Artigo 64 – Deixar de comunicar à autoridade competente e aos consumidores a nocividade ou periculosidade de produtos cujo conhecimento seja posterior a sua colocação no mercado: pena – detenção de seis meses a dois anos e multa.

Parágrafo único. Incorrerá nas mesmas penas quem deixar de retirar do mercado, imediatamente quando determinado pela autoridade competente, os produtos nocivos ou perigosos, na forma deste artigo.

Artigo 65 – Executar serviço de alto grau de periculosidade, contrariando determinação de autoridade competente: pena – detenção de seis meses a dois anos e multa.

Parágrafo único. As penas deste artigo são aplicáveis sem prejuízo das correspondentes à lesão corporal e à morte.

Artigo 66 – Fazer afirmação falsa ou enganosa, ou omitir informação relevante sobre a natureza, característica, qualidade, quantidade, segurança, desempenho, durabilidade, preço ou garantia de produtos ou serviços: pena – detenção de três meses a um ano e multa.

Parágrafo 1º. Incorrerá nas mesmas penas quem patrocinar a oferta.

Parágrafo 2º. Se o crime é culposo: pena – detenção de um a seis meses ou multa.

Artigo 67 – Fazer ou promover publicidade que sabe ou deveria saber ser enganosa ou abusiva: pena – detenção de três meses a um ano e multa.

Parágrafo único. Vetado.

Artigo 68 – Fazer ou promover publicidade que sabe ou deveria saber ser capaz de induzir o consumidor a se comportar de forma prejudicial ou perigosa a sua saúde ou segurança: pena – detenção de seis meses a dois anos e multa.

Parágrafo único. Vetado.

Artigo 69 – Deixar de organizar dados fáticos, técnicos e científicos que dão base à publicidade: pena – detenção de um a seis meses ou multa.

Artigo 70 – Empregar na reparação de produtos, peça ou componentes de reposição usados, sem autorização do consumidor: pena – detenção de três meses a um ano e multa.

Artigo 71 – Utilizar, na cobrança de dívidas, de ameaça, coação, constrangimento físico ou moral, afirmações falsas incorretas ou enganosas ou de qualquer outro procedimento que exponha o consumidor, injustificadamente, a ridículo ou interfira com seu trabalho, descanso ou lazer: pena – detenção de três meses a um ano e multa.

Artigo 72 – Impedir ou dificultar o acesso do consumidor às informações que sobre ele constem em cadastros, banco de dados, fichas e registros: pena – detenção de seis meses a um ano ou multa.

Artigo 73 – Deixar de corrigir imediatamente informação sobre consumidor constante de cadastro, banco de dados, fichas ou registros que sabe ou deveria saber ser inexata: pena – detenção de um a seis meses ou multa.

Artigo 74 – Deixar de entregar ao consumidor o termo de garantia adequadamente preenchido e com especificação clara de seu conteúdo: pena – detenção de um a seis meses ou multa.

Artigo 75 – Quem, de qualquer forma, concorrer para os crimes referidos neste código, incide as penas a esses cominadas na medida de sua culpabilidade, bem como o diretor, administrador ou gerente da pessoa jurídica que promover, permitir ou por qualquer modo aprovar o fornecimento, oferta, exposição à venda ou manutenção em depósito de produtos ou a oferta e a prestação de serviços nas condições por ele proibidas.

Artigo 76 – São circunstâncias agravantes dos crimes tipificados neste código:

I – Serem cometidos em época de grave crise econômica ou por ocasião de calamidade;

II – Ocasionarem grave dano individual ou coletivo;

III – Dissimular-se a natureza ilícita do procedimento;

IV – Quando cometidos:

a) Por servidor público ou por pessoa cuja condição econômico-social seja manifestamente superior à da vítima;

b) Em detrimento de operário ou rurícola, de menor de 18 ou maior de 60 anos ou de pessoas portadoras de deficiência mental interditadas ou não;

V – Serem praticados em operações que envolvam alimentos, medicamentos ou quaisquer outros produtos ou serviços essenciais.

Artigo 77 – A pena pecuniária prevista nesta seção será fixada em dias-multa, correspondente ao mínimo e ao máximo de dias de duração da pena privativa da liberdade cominada ao crime. Na individualização desta multa, o juiz observará o disposto no artigo 60, parágrafo 1º, do Código Penal.

Artigo 78 – Além das penas privativas de liberdade e de multa, podem ser impostas, cumulativa ou alternadamente, observado o disposto nos artigos 44 a 47 do Código Penal:

I – A interdição temporária de direitos;

II – A publicação em órgãos de comunicação de grande circulação ou audiência, às expensas do condenado, de notícia sobre os fatos e a condenação;

III – A prestação de serviços à comunidade.

Artigo 79 – O valor da fiança, nas infrações de que trata este código, será fixado pelo juiz ou pela autoridade que presidir o inquérito, entre 100 e 200 mil vezes o valor do Bônus do Tesouro Nacional (BTN) ou índice equivalente que venha a substituí-lo.

Parágrafo único. Se assim recomendar a situação econômica do indiciado ou réu, a fiança poderá ser:

I – Reduzida até a metade do seu valor mínimo;

II – Aumentada pelo juiz até 20 vezes.

Artigo 80 – No processo penal atinente aos crimes previstos neste código, bem como a outros crimes e contravenções que envolvam relações de consumo, poderão intervir, como assistentes do Ministério Público, os legitimados indicados no artigo 82, incisos III e IV, aos quais também é facultado propor ação penal subsidiária, se a denúncia não for oferecida no prazo legal.

TÍTULO III – DA DEFESA DO CONSUMIDOR EM JUÍZO

Capítulo I – Disposições gerais

Artigo 81 – A defesa dos interesses e dos direitos dos consumidores e das vítimas poderá ser exercida em juízo individualmente ou a título coletivo.

Parágrafo único. A defesa coletiva será exercida quando se tratar de:

I – Interesses ou direitos difusos, assim entendidos, para efeitos deste código, os transindividuais, de natureza indivisível, de que sejam titulares pessoas indeterminadas e ligadas por circunstâncias de fato;

II – Interesses ou direitos coletivos, assim entendidos, para efeitos deste código, os transindividuais, de natureza indivisível de que seja titular grupo, categoria ou classe de pessoas ligadas entre si ou com a parte contrária por uma relação jurídica base;

III – Interesses ou direitos individuais homogêneos, assim entendidos os decorrentes de origem comum.

Artigo 82 – Para os fins do artigo 81, parágrafo único, são legitimados concorrentemente:

I – O Ministério Público;

II – A União, os estados, os municípios e o Distrito Federal;

III – As entidades e os órgãos da Administração Pública, direta ou indireta, ainda que sem personalidade jurídica, especificamente destinados à defesa dos interesses e dos direitos protegidos por este código;

IV – As associações legalmente constituídas há pelo menos um ano e que incluam entre seus fins institucionais a defesa dos interesses e direitos protegidos por este código, dispensada a autorização assemblear.

Parágrafo 1º. O requisito da pré-constituição pode ser dispensado pelo juiz, nas ações previstas nos artigos 91 e seguintes, quando haja manifesto interesse social evidenciado pela dimensão ou característica do dano ou pela relevância do bem jurídico a ser protegido.

Parágrafo 2º. Vetado.

Parágrafo 3º. Vetado.

Artigo 83 – Para a defesa dos direitos e interesses protegidos por este código são admissíveis todas as espécies de ações capazes de propiciar sua adequada e efetiva tutela.

Parágrafo único. Vetado.

Artigo 84 – Na ação que tenha por objeto o cumprimento da obrigação de fazer ou não fazer, o juiz concederá a tutela específica da obrigação ou determinará providências que assegurem o resultado prático equivalente ao do adimplemento.

Parágrafo 1º. A conversão da obrigação em perdas e danos somente será admissível se por elas optar o autor ou se impossível a tutela específica ou a obtenção do resultado prático correspondente.

Parágrafo 2º. A indenização por perdas e danos se fará sem prejuízo da multa (artigo 287, do Código de Processo Civil).

Parágrafo 3º. Sendo relevante o fundamento da demanda e havendo justificado receio de ineficácia do provimento final, é lícito ao juiz conceder a tutela liminarmente ou após justificação prévia, citado o réu.

Parágrafo 4º. O juiz poderá, na hipótese do parágrafo 3º ou na sentença, impor multa diária ao réu, independentemente de pedido do autor, se for suficiente ou compatível com a obrigação, fixando prazo razoável para o cumprimento do preceito.

Parágrafo 5º. Para a tutela específica ou para a obtenção do resultado prático equivalente, poderá o juiz determinar as medidas necessárias, tais como busca e apreensão, remoção de coisas e pessoas, desfazimento de obra, impedimento de atividade nociva, além de requisição de força policial.

Artigo 85 – Vetado.

Artigo 86 – Vetado.

Artigo 87 – Nas ações coletivas de que trata este código não haverá adiantamento de custas, emolumentos, honorários periciais e quaisquer outras despesas, nem condenação da associação autora, salvo comprovada má-fé, em honorários de advogados, custas e despesas processuais.

Parágrafo único. Em caso de litigância de má-fé, a associação autora e os diretores responsáveis pela propositura da ação serão solidariamente condenados em honorários advocatícios e ao décuplo das custas, sem prejuízo da responsabilidade por perdas e danos.

Artigo 88 – Na hipótese do artigo 13, parágrafo único deste código, a ação de regresso poderá ser ajuizada em processo autônomo, facultada a possibilidade de prosseguir-se nos mesmos autos, vedada a denunciação da lide.

Artigo 89 – Vetado.

Artigo 90 – Aplicam-se às ações previstas neste título as normas do Código de Processo Civil e da lei 7.347, de 24 de julho de 1985, inclusive no que respeita ao inquérito civil, naquilo que não contrariar suas disposições.

Capítulo II – Das ações coletivas para a defesa de interesses individuais homogêneos

Artigo 91 – Os legitimados de que trata o artigo 82 poderão propor, em nome próprio e no interesse das vítimas ou seus sucessores, ação civil coletiva de responsabilidade pelos danos individualmente sofridos, de acordo com o disposto nos artigos seguintes.

Artigo 92 – O Ministério Público, se não ajuizar a ação, atuará sempre como fiscal da lei.

Parágrafo único. Vetado.

Artigo 93 – Ressalvada a competência da Justiça Federal, é competente para a causa a justiça local:

I – No foro do lugar onde ocorreu ou deva ocorrer o dano, quando de âmbito local;

II – No foro da capital do estado ou no do Distrito Federal, para os danos de âmbito nacional ou regional, aplicando-se as regras do Código de Processo Civil aos casos de competência concorrente.

Artigo 94 – Proposta a ação, será publicado edital no órgão oficial, a fim de que os interessados possam intervir no processo como litisconsortes, sem prejuízo de ampla divulgação pelos meios de comunicação social por parte dos órgãos de defesa do consumidor.

Artigo 95 – Em caso de procedência do pedido, a condenação será genérica, fixando a responsabilidade do réu pelos danos causados.

Artigo 96 – Vetado.

Artigo 97 – A liquidação e a execução de sentença poderão ser promovidas pela vítima e seus sucessores, assim como pelos legitimados de que trata o artigo 82.

Parágrafo único. Vetado.

Artigo 98 – A execução poderá ser coletiva, sendo promovida pelos legitimados de que trata o artigo 82, abrangendo as vítimas cujas indenizações já tiveram sido fixadas em sentença de liquidação, sem prejuízo do ajuizamento de outras execuções.

Parágrafo 1º. A execução coletiva far-se-á com base em certidão das sentenças de liquidação, da qual deverá constar a ocorrência ou não do trânsito em julgado.

Parágrafo 2º. É competente para a execução o juízo:

I – Da liquidação da sentença ou da ação condenatória, no caso de execução individual;

II – Da ação condenatória, quando coletiva a execução.

Artigo 99 – Em caso de concurso de créditos decorrentes de condenação prevista na lei 7.347, de 24 de julho de 1985, e de indenizações pelos prejuízos individuais resultantes do mesmo evento danoso, estas terão preferência no pagamento.

Parágrafo único. Para efeito do disposto neste artigo, a destinação da importância recolhida ao fundo criado pela lei 7.347, de 24 de julho de 1985, ficará sustada enquanto pendentes de decisão de segundo grau as ações de indenização pelos danos individuais, salvo na hipótese de o patrimônio do devedor ser manifestamente suficiente para responder pela integralidade das dívidas.

Artigo 100 – Decorrido o prazo de um ano sem habilitação de interessados em número compatível com a gravidade do dano, poderão os legitimados do artigo 82 promover a liquidação e execução da indenização devida.

Parágrafo único. O produto da indenização devida reverterá para o fundo criado pela lei n.º 7.347, de 24 de julho de 1985.

Capítulo III – Das ações de responsabilidade do fornecedor de produtos e serviços

Artigo 101 – Na ação de responsabilidade civil do fornecedor de produtos e serviços, sem prejuízo do disposto nos capítulos I e II deste título, serão observadas as seguintes normas:

I – A ação pode ser proposta no domicílio do autor;

II – O réu que houver contratado seguro de responsabilidade poderá chamar ao processo o segurador, vedada a integração do contraditório pelo Instituto de Resseguros do Brasil. Nesta hipótese, a sentença que julgar procedente o pedido condenará o réu nos termos do artigo 80 do Código de Processo Civil. Se o réu houver sido declarado falido, o síndico será intimado a informar a existência de seguro de responsabilidade, facultando-se, em caso afirmativo, o ajuizamento de ação de indenização diretamente contra o segurador, vedada a denunciação da lide ao Instituto de Resseguros do Brasil e dispensado o litisconsórcio obrigatório com este.

Artigo 102 – Os legitimados a agir na forma deste código poderão propor ação visando a compelir o poder público competente a proibir, em todo o território nacional, a produção, divulgação distribuição ou venda ou a determinar a alteração na composição, estrutura, fórmula ou acondicionamento de produto, cujo uso ou consumo regular se revele nocivo ou perigoso à saúde pública e à incolumidade pessoal.

Parágrafo 1º. Vetado.

Parágrafo 2º. Vetado.

Capítulo IV – Da coisa julgada

Artigo 103 – Nas ações coletivas de que trata este código, a sentença fará coisa julgada:

I – *Erga omnes*, exceto se o pedido for julgado improcedente por insuficiência de provas, hipótese em que qualquer legitimado poderá intentar outra ação, com idêntico fundamento valendo-se de nova prova, na hipótese do inciso I do parágrafo único do artigo 81;

II – *Ultra partes*, mas limitadamente ao grupo, categoria ou classe, salvo improcedência por insuficiência de provas, nos termos do inciso anterior, quando se tratar da hipótese prevista no inciso II do parágrafo único do artigo 81;

III – *Erga omnes*, apenas no caso de procedência do pedido, para beneficiar todas as vítimas e seus sucessores, na hipótese do inciso III do parágrafo único do artigo 81.

Parágrafo 1º. Os efeitos da coisa julgada previstos nos incisos I e II não prejudicarão interesses e direitos individuais dos integrantes da coletividade, do grupo, da categoria ou da classe.

Parágrafo 2º. Na hipótese prevista no inciso III, em caso de improcedência do pedido, os interessados que não tiverem intervindo no processo como litisconsortes poderão propor ação de indenização a título individual.

Parágrafo 3º. Os efeitos da coisa julgada de que cuida o artigo 16, combinado com o artigo 13 da lei 7.347, de 24 de julho de 1985, não prejudicarão as ações de indenização por danos pessoalmente sofridos, propostas individualmente ou na forma prevista neste código, mas, se procedente o pedido, beneficiarão as vítimas e seus sucessores, que poderão proceder à liquidação e à execução, nos termos dos artigos 96 a 99.

Parágrafo 4º. Aplica-se o disposto no parágrafo anterior à sentença penal condenatória.

Artigo 104 – As ações coletivas, previstas nos incisos I e II e no parágrafo único do artigo 81, não induzem litispendência para as ações individuais, mas os efeitos da coisa julgada *erga omnes* ou ultra *partes* a que aludem os incisos II e III do artigo anterior não beneficiarão os autores das ações individuais, se não for requerida sua suspensão no prazo de 30 dias, a contar da ciência nos autos do ajuizamento da ação coletiva.

TÍTULO IV – DO SISTEMA NACIONAL DE DEFESA DO CONSUMIDOR

Artigo 105 – Integram o Sistema Nacional de Defesa do Consumidor (SNDC) os órgãos federais, estaduais, do Distrito Federal e municipais e as entidades privadas de defesa do consumidor.

Artigo 106 – O Departamento Nacional de Defesa do Consumidor, da Secretaria Nacional de Direito Econômico (MJ), ou órgão federal que venha substituí-lo é organismo de coordenação da política do Sistema Nacional de Defesa do Consumidor, cabendo-lhe:

I – Planejar, elaborar, propor, coordenar e executar a política nacional de proteção ao consumidor;

II – Receber, analisar, avaliar e encaminhar consultas, denúncias ou sugestões apresentadas por entidades representativas ou pessoas jurídicas de direito público ou privado;

III – Prestar aos consumidores orientação permanente sobre seus direitos e garantias;

IV – Informar, conscientizar e motivar o consumidor através dos diferentes meios de comunicação;

V – Solicitar à polícia judiciária a instauração de inquérito policial para a apreciação de delito contra os consumidores, nos termos da legislação vigente;

VI – Representar o Ministério Público competente para fins de adoção de medidas processuais no âmbito de suas atribuições;

VII – Levar ao conhecimento dos órgãos competentes as infrações de ordem administrativa que violarem os interesses difusos, coletivos, ou individuais dos consumidores;

VIII – Solicitar o concurso de órgãos e entidades da União, estados, Distrito Federal e municípios, bem como auxiliar a fiscalização de preços, abastecimento, quantidade e segurança de bens e serviços;

IX – Incentivar, inclusive com recursos financeiros e outros programas especiais, a formação de entidades de defesa do consumidor pela população e pelos órgãos públicos estaduais e municipais;

X – Vetado.

XI – Vetado.

XII – Vetado.

XIII – Desenvolver outras atividades compatíveis com suas finalidades.

Parágrafo único. Para a consecução de seus objetivos, o Departamento Nacional de Defesa do Consumidor poderá solicitar o concurso de órgãos e entidades de notória especialização técnico-científica.

TÍTULO V – DA CONVENÇÃO COLETIVA DE CONSUMO

Artigo 107 – As entidades civis de consumidores e as associações de fornecedores ou sindicatos de categoria econômica podem regular, por convenção escrita, relações de consumo que tenham por objeto estabelecer condições relativas ao preço, à qualidade, à quantidade, à garantia e a características de produtos e serviços, bem como à reclamação e à composição do conflito de consumo.

Parágrafo 1º. A convenção tornar-se-á obrigatória a partir do registro do instrumento no cartório de títulos e documentos.

Parágrafo 2º. A convenção somente obrigará os filiados às entidades signatárias.

Parágrafo 3º. Não se exime de cumprir a convenção o fornecedor que se desligar da entidade em data posterior ao registro do instrumento.

Artigo 108 – Vetado.

TÍTULO VI – DISPOSIÇÕES FINAIS

Artigo 109 – Vetado.

Artigo 110 – Acrescente-se o seguinte inciso IV ao artigo 1º da lei 7.347, de 24 de julho de 1985:

IV – A qualquer outro interesse difuso ou coletivo.

Artigo 111 – O inciso II do artigo 5º da lei 7.347, de 24 de julho de 1985, passa a ter a seguinte redação:

II – Inclua, entre suas finalidades institucionais, a proteção ao meio ambiente, ao consumidor, ao patrimônio artístico, estético, histórico, turístico e paisagístico, ou a qualquer outro interesse difuso ou coletivo.

Artigo 112 – O parágrafo 3º do artigo 5º da lei 7.347, de 24 de julho de 1985, passa a ter a seguinte redação:

Parágrafo 3º. Em caso de desistência infundada ou abandono da ação por associação legitimada, o Ministério Público ou outro legitimado assumirá a titularidade ativa.

Artigo 113 – Acrescente-se os seguintes parágrafos 4º, 5º e 6º ao artigo 5º da lei 7.347, de 24 de julho de 1985:

Parágrafo 4º. O requisito da pré-constituição poderá ser dispensado pelo juiz, quando haja manifesto interesse social evidenciado pela dimensão ou característica do dano ou pela relevância do bem jurídico a ser protegido.

Parágrafo 5º. Admitir-se-á o litisconsórcio facultativo entre os Ministérios Públicos da União, do Distrito Federal e dos estados na defesa dos interesses e direitos de que cuida esta lei.

Parágrafo 6º. Os órgãos públicos legitimados poderão tomar dos interessados compromisso de ajustamento de sua conduta às exigências legais, mediante combinações, que terá eficácia de título executivo extrajudicial.

Artigo 114 – O artigo 15 da lei 7.347, de 24 de julho de 1985, passa a ter a seguinte redação:

"**Artigo 15** – Decorridos 60 dias do trânsito em julgado da sentença condenatória, sem que a associação autora lhe promova a execução, deverá fazê-lo o Ministério Público, facultada igual iniciativa aos demais legitimados".

Artigo 115 – Suprima-se o *caput* do artigo 17 da lei 7.347, de 24 de julho de 1985, passando o parágrafo único a constituir o *caput*, com a seguinte redação:

"**Artigo 17** – Em caso de litigância de má-fé, a associação autora e os diretores responsáveis pela propositura da ação serão solidariamente condenados em honorários advocatícios e ao décuplo das custas, sem prejuízo da responsabilidade por perdas e danos".

Artigo 116 – Dê-se a seguinte redação ao artigo 18 da lei 7.347, de 24 de julho de 1985:

"**Artigo 18** – Nas ações de que trata esta lei, não haverá adiantamento de custas, emolumentos, honorários periciais e quaisquer outras despesas, nem condenação da associação autora, salvo comprovada má-fé, em honorários de advogado, custas e despesas processuais".

Artigo 117 – Acrescente-se à lei 7.347, de 24 de julho de 1985, o seguinte dispositivo, renumerando-se os seguintes:

"**Artigo 21** – Aplicam-se à defesa dos direitos e interesses difusos, coletivos e individuais, no que for cabível, os dispositivos do título III da lei que instituiu o Código de Defesa do Consumidor".

Artigo 118 – Este código entrará em vigor dentro de 180 dias a contar de sua publicação.

Artigo 119 – Revogam-se as disposições em contrário.

BIBLIOGRAFIA

ALMEIDA, João Batista. Manual de direito do consumidor. São Paulo: Saraiva, 2009.

ARISTÓTELES. Ética a Nicômaco. São Paulo: Martin Clare, 2003.

BARRETO, Heloisa Helena Barboza & BARRETO, Vicente de Paulo (orgs.). Temas de Biodireito e Bioética. Rio de Janeiro: 2001.

BLOISE, Walter. A responsabilidade civil e o dano médico. Rio de Janeiro: Forense, 1998.

BOLZAN, Alejandro. Reprodução assistida e dignidade humana. São Paulo: Paulinas, 1998.

CARVALHAES, Cid & PETRONI, Paulo Miguel de Campos. Medicina e Direito – responsabilidade civil do médico. São Paulo: 1998.

CARVALHO, José Carlos Maldonado. Responsabilidade civil médica. Rio de Janeiro: Destaque, 1999.

CAVALIERI FILHO, Sérgio. Programa de responsabilidade civil. São Paulo: Malheiros.

CONTI, Matilde Carone Slaibi. Ética e Direito na manipulação do genoma humano. Rio de Janeiro: Forense, 2001.

COSTA JÚNIOR, Paulo José. Nexo causal. São Paulo: Siciliano Jurídico, 2004.

D'ASSUMPÇÃO, Evaldo Alves. A equipe cirúrgica e o paciente. Belo Horizonte: Fumarc, 2000.

DINIZ, Maria Helena. O estado atual do Biodireito. São Paulo: Saraiva: 2006.

FERNANDES, Tycho Brahe. A reprodução assistida em face da Bioética e do Biodireito. Florianópolis: Diploma Legal: 2000.

FIGUEIREDO, Álvaro Nelson Menezes. Roteiro prático das perícias judiciais. Rio de Janeiro: Forense, 1999.

FÜHRER, Maximilianus Cláudio Américo & FÜHRER, Maximiliano Roberto Ernesto. Dicionário Jurídico. São Paulo: Malheiros, 2008.

GAGLIANO, Pablo Stolze & PAMPLONA FILHO, Rodolfo. Novo curso de Direito Civil – volume III. São Paulo: Saraiva, 2006.

GAUDERER, Christian. Os direitos do paciente – cidadania na saúde. Rio de Janeiro: Record, 1998.

GIOSTRI, Hildegard Taggesell. Responsabilidade médica – as obrigações de meio e de resultado: avaliação, uso e adequação. Curitiba: Juruá, 2002.

GOMES, Júlio Cézar Meirelles; DRUMOND, José Geraldo de Freitas; FRANÇA, Genival Veloso. Erro médico. Montes Claros: Unimontes, 2001.

GONÇALVES, Carlos Roberto. Direito das obrigações. São Paulo: Saraiva, 2002.

GONÇALVES, Carlos Roberto. Responsabilidade civil. São Paulo: Saraiva, 2007.

LEITE, Eduardo de Oliveira. Grandes temas da atualidade: DNA como meio de prova da filiação – aspectos constitucionais, civis e penais. Rio de Janeiro: Forense, 2000.

MARTHA, Marco Antonio Bandeira & PEREIRA, Luiz Augusto. Manual de Medicina Defensiva. Associação Médica do Rio Grande do Sul.

Maus-tratos contra crianças e adolescentes: guia para profissionais da Saúde. Rio de Janeiro: Abrapia, 1997.

NEMETZ, Luiz Carlos. Medicina Defensiva: manual de procedimento. Associação Médica de Blumenau.

NUNES, Rizzatto. Curso de Direito do Consumidor. São Paulo: Saraiva, 2008.

OLIVEIRA, Edmundo. Deontologia, erro médico e direito penal. Rio de Janeiro: Forense, 1998.

PEREIRA, Caio Mario da Silva. Instituições de Direito Civil – volume III. Rio de Janeiro, Forense, 2004.

PINHEIRO, Ralph Lopes. História resumida do Direito. Rio de Janeiro: Thex, 2000.

Revista IOB de Direito Civil e Processual Civil. Edições 39 (jan-fev/2006), 40 (mar-abr/2006), 41 (maio-jun/2006) e 42 (jul-ago/2006). Porto Alegre: Síntese.

SÁ, Maria de Fátima Freire. Biodireito e direito ao próprio corpo. Belo Horizonte: Del Rey, 2000.

SAUWEN, Regina Fiuza & HRYNIEWICZ, Severo. O direito in vitro – da Bioética ao Biodireito. Rio de Janeiro: Lumen Juris, 2000.

SHARP JUNIOR, Ronald A. Dano moral. Rio de Janeiro: Destaque, 1998.

SILVA, De Plácido. Vocabulário Jurídico – volumes I, II, III e IV. Rio de Janeiro: Forense, 1997.

SPINOZA, Barruch. Ética demonstrada à maneira dos geômetras. São Paulo: Martin Claret, 2002.

STOCO, Rui. Responsabilidade civil e sua interpretação jurisprudencial. São Paulo: RT, 1994.

TEIXEIRA, Sálvio de Figueiredo (org.). Direito & Medicina: aspectos jurídicos da Medicina. Belo Horizonte: Del Rey, 2000.

VENOSA, Sílvio de Salvo. Direito civil – responsabilidade civil. São Paulo: Atlas, 2004.

VIEIRA, Tereza Rodrigues. Bioética e Direito. São Paulo: Jurídica Brasileira: 1999.

Leia, também, da **Editora DOC**

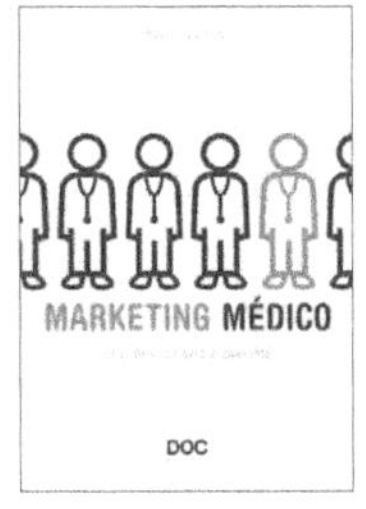

MARKETING MÉDICO
Criando valor para o paciente
Renato Gregório

Com uma abordagem direta, este livro esclarece os conceitos e a aplicação do marketing à prática médica. Guia o leitor em como agregar valor aos pacientes e desenvolver ações de comunicação e orientação para os clientes.

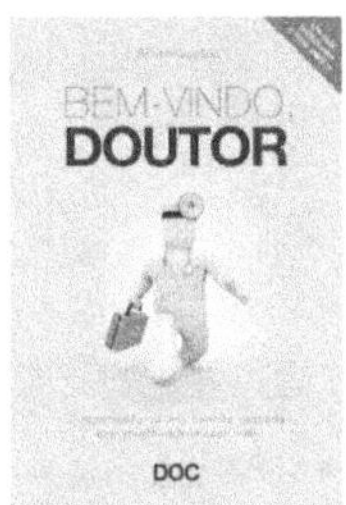

BEM-VINDO, DOUTOR
A construção de uma carreira baseada em credibilidade e confiança
Renato Gregório

Quando o médico termina sua residência, se vê obrigado a mergulhar em um ambiente incrivelmente competitivo, o mercado. Este livro mostra os principais desafios e dificuldades que o jovem médico tem de superar em sua carreira.

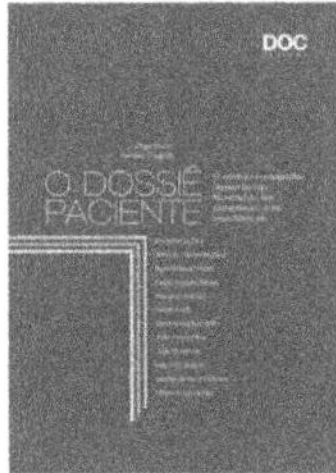

O DOSSIÊ PACIENTE
12 Médicos consagrados desvendam as expectativas dos pacientes em suas especialidades
Renato Gregório (Organizador)

Este livro reúne 12 especialistas médicos, que abordam a importância da relação do profissional da saúde com o seu paciente.

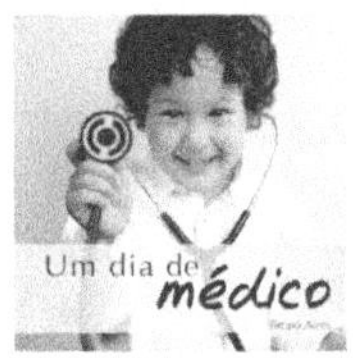

UM DIA DE MÉDICO
Bruno Aires

Este trabalho sintetiza em poucas palavras e imagens belíssimas a carreira do médico, seus desejos, sua missão e os muitos obstáculos que este profissional enfrenta no seu dia a dia.

www.ingramcontent.com/pod-product-compliance
Lightning Source LLC
Chambersburg PA
CBHW081358130726
47998CB00011B/3006